Arthritis-Diät Auf Deutsch & Pflanzenbasierte Ernährung: Leitfaden für eine gesunde Ernährung und Für einen gesünderen Körper Auf Deutsch

ursprüngliche Autor dieses Werkes in irgendeiner Weise als haftbar für irgendwelche Härten oder Schäden angesehen werden kann, die ihnen nach der Durchführung der hier beschriebenen Informationen widerfahren könnten.

Darüber hinaus dienen die Informationen auf den folgenden Seiten nur zu Informationszwecken und sollten daher als universell angesehen werden. Wie es sich für sie gehört, werden sie ohne Gewähr für ihre verlängerte Gültigkeit oder vorläufige Qualität präsentiert. Erwähnte Marken werden ohne schriftliche Zustimmung verwendet und können in keiner Weise als Unterstützung des Markeninhabers angesehen werden.

Inhaltsverzeichnis

Arthritis-Diät Auf Deutsch/ Arthritis Diet In German:

Entzündungshemmende Diät zur Linderung von Arthritis-Schmerzen

Kapitel 1: Einführung

Herzlichen Glückwunsch zum Kauf der Arthritis-Diät und vielen Dank dafür.

Wenn Sie dieses Buch gekauft haben, ist es möglich, dass Sie oder ein geliebter Mensch Symptome von Arthritis und Gelenkschmerzen haben. Vielleicht haben Sie sogar eine Entzündung und es wurde bei Ihnen eine entzündliche Krankheit diagnostiziert. Wenn das der Fall ist, können wir verstehen, wie schwer das für Sie ist, und wir haben Mitgefühl mit Ihnen. Dieses Buch ist eine großartige Einstiegslektüre, um etwas über die Symptome von Gelenkschmerzen und Arthritis zu erfahren und um zu erfahren, wie sich Entzündungen auf den Körper auswirken. Es erklärt diese Zustände, damit Sie sich mit ihnen vertraut machen können und die Symptome, die Sie möglicherweise plagen, leicht erkennen können. Ob Sie nun Schmerzen haben, steife Gelenke oder eine eingeschränkte motorische Funktion, Arthritis kann jeden Menschen unterschiedlich betreffen. Es kann ein Kampf sein, herauszufinden, wie man die Schmerzen umgehen kann, wenn der normale Tagesablauf unterbrochen wird. Unabhängig davon, ob Sie älter sind oder nicht, kann Arthritis eine Änderung des Lebensstils erfordern, indem sie vielleicht die Aktivitäten, die Sie früher regelmäßig ausgeübt haben, einschränkt und einen aktiven Lebensstil behindert.

In diesem Buch werden auch die möglichen Ursachen von Arthritis behandelt. Obwohl es einige Forschungsarbeiten gibt, die beweisen, dass rheumatische Arthritis genetisch bedingt sein und mit bestimmten Genen in Verbindung gebracht werden kann, treten nicht alle Arten von Arthritis auf diese Weise auf. Wenn jemand in Ihrer Familie wie Ihre Eltern oder Geschwister an

Arthritis leiden, ist es wahrscheinlicher, dass auch Sie die Krankheit haben. Aber Arthritis selbst kann sich je nach Ihrem Lebensstil auf viele Arten manifestieren. Menschen, die extrem körperliche Arbeit haben, wie z.B. Profisportler oder Stuntman, können aufgrund der Auswirkungen auf ihren Körper in jüngeren Jahren an Arthritis erkranken. Selbst bei Menschen, die manuelle Arbeiten ausführen und während ihres Arbeitstages ständig dieselben Gesten oder Bewegungen wiederholen, kann an diesen Gelenken Arthritis auftreten. Neben dem Lebensstil spielt auch Ihre medizinische Vorgeschichte eine Rolle. Wenn Sie bereits früher Knochenverletzungen hatten, ist es trotz der richtigen Behandlung und Heilungszeit möglich, dass sich der Knochen und der Knorpel nicht gut repariert haben. Tatsächlich ist es unmöglich, dass die Reparatur jemals wieder so wird, wie sie vorher war, und jeder Bruch oder jede winzige Einkerbung kann den Knochen für zukünftige Brüche anfällig machen. Menschen, die auch mit viralen oder bakteriellen Infektionen wie Meningitis oder Staphylokokken Infektionen gekämpft haben, sind aufgrund ihrer geschwächten und zerbrechlicheren Knochen ebenfalls anfällig. Daher können sie früher in ihrem Leben von Gelenkschmerzen und Arthritis geplagt werden.

Wenn es um Arthritis und Entzündungen geht, fragen Sie sich wahrscheinlich, was Sie tun können, um diese Wehwehchen und Schmerzen zu heilen. Ein Teil davon ist eine natürliche Degradierung des Körpers, aber es gibt viele Behandlungsmöglichkeiten, die die Beschwerden lindern können. Die Medikation ist sprunghaft angestiegen. Egal, ob Sie einfach nur die Gegenmedikation oder stärkere Betäubungsmittel einnehmen, es ist wichtig, dass Sie zunächst eine medizinische Untersuchung durchführen lassen und mit Ihrem Hausarzt über Ihre individuelle Schmerzbehandlung sprechen. Es gibt auch individuelle Therapien, die Sie regelmäßig besuchen können. Egal, ob Sie an einer traditionellen Therapie, einer Wassertherapie oder an einem Fitnesskurs teilnehmen, es ist wichtig, dass Bewegung und ein aktiver Lebensstil Teil Ihres Lebens werden, damit Ihre Gelenke nicht durch mangelnden Gebrauch noch brüchiger werden.

In diesem Buch werden Änderungen an Ihrer Ernährung angesprochen, die hoffentlich Ihre Arthritis Schmerzen und/oder das Aufflammen von Entzündungen verringern können. Die Forschungsergebnisse zeigen deutlich, dass eine ausgewogene Ernährung mit einer Vielzahl von Lebensmitteln für Menschen, die mit Arthritis kämpfen, am gesündesten ist. Je mehr Vielfalt Sie zu sich nehmen, desto mehr nehmen Sie auf natürliche Weise verschiedene Vitamine und Mineralien zu sich, die Ihrem Körper möglicherweise fehlen. Meistens verarbeitet der Körper diese Nährstoffe als Lebensmittel viel besser als rezeptfreie Vitaminpräparate! Die Einnahme einer Pille klingt vielleicht einfacher, aber die Hinzufügung eines Vitamins oder Nährstoffs zu Ihren Mahlzeiten könnte Ihnen den besseren Nutzen bringen.

Es ist wichtig, dass Sie Obst, Gemüse, Milchprodukte und Getreide in Ihrer Ernährung haben. Jede Lebensmittelgruppe liefert eine Vielzahl von Vitaminen und Ballaststoffen, die Ihre Knochen stark machen. Wenn Sie Ihre Ernährung anpassen wollen, müssen Sie auch die zucker- und salzhaltigen Snacks weglassen. Versuchen Sie stattdessen, gesunde Snacks wie Bohnen, Nüsse oder Joghurt in Ihre Ernährung aufzunehmen. Diese sind nachweislich sehr sättigend und können sogar helfen, wenn Sie versuchen, Gewicht zu verlieren. Joghurt gilt sogar als Supernahrungsmittel, weil er so viele Probiotika enthält, die Ihre Verdauung fördern können! Wir bieten auch mehr als ein Dutzend leckere Smoothie-Rezepte an, die nur aus gesunden Zutaten bestehen, die gegen Entzündungen kämpfen. Diese Leckereien sind so köstlich, dass Sie sich nicht einmal an alle damit verbundenen gesundheitlichen Vorteile erinnern werden! Es ist so einfach wie das Sammeln Ihrer Zutaten und das Pulsieren Ihres Mixers für ein paar Minuten!

Wir hoffen, dass dieses Buch für Sie hilfreich ist und Ihre Fragen zu einer gesunden Ernährung zur Verringerung der Symptome von Arthritis und Entzündungen beantwortet. Vielen Dank für die Lektüre!

Kapitel 2: Was sind Arthritis und Entzündung?

Wenn Sie an Arthritis und Gelenkentzündung leiden, sind Sie wahrscheinlich bereits mit den Begriffen und Schlüsselkonzepten dahinter vertraut. Für andere Leser bietet dieses Kapitel eine Einführung in diese Erkrankungen.

Entzündungen sind ein notwendiger Teil des Heilungsprozesses des Körpers. Sie erinnern sich vielleicht noch aus der Biologie der Highschool, dass die weißen Blutkörperchen und die Zellen des Immunsystems im Immunsystem arbeiten, um Bakterien und Infektionen für uns abzuwehren. Entzündungen treten auf natürliche Weise auf, wenn der Körper eine Infektion abwehrt. Aber bei einigen Krankheiten löst das Immunsystem des Körpers eine Entzündungsreaktion aus, auch wenn es keine Infektion gibt, die es zu bekämpfen gilt. Diese Krankheiten werden zusammenfassend als Autoimmunkrankheiten bezeichnet und können sehr schädlich sein. Da sich der Körper fälschlicherweise gegen sich selbst wendet und gegen normales, gesundes Gewebe kämpft, kann er das System einer Person stark schädigen, wenn er nicht richtig diagnostiziert und behandelt wird.

Arthritis ist ein Begriff, der sich allgemein auf Entzündungen der Gelenke oder der Gewebe, die die Gelenke des Körpers belasten, bezieht. Die Arthritis selbst bezieht sich auf fast 200 Erkrankungen im medizinischen Spektrum. Die bekannteren Arten von Arthritis sind rheumatische Arthritis (RA), Osteoarthritis, Fibromyalgie oder Lupus. Häufige Symptome der Arthritis können Steifheit, Schwellung oder Schmerzen in den Gelenken oder um die Gelenke herum umfassen, aber bestimmte Formen der Arthritis, wie Lupus, können die Organe des Körpers beeinträchtigen und den gesamten Körper in Mitleidenschaft ziehen. Nach Angaben der Centers for Disease Control and Prevention (CDC) leiden mehr als 50 Millionen Amerikaner an irgendeiner Form von Arthritis. Obwohl diese Erkrankung häufig mit älteren Menschen in Verbindung gebracht wird, kann sie Menschen jeden Alters betreffen, sogar kleine Kinder, je nachdem, welche Krankheit bei ihnen diagnostiziert wurde.

Arthritis kann eine Reihe von Symptomen sein, und sie unterscheidet sich in der Art und Weise, wie sie eine einzelne Person bei ihren alltäglichen Aktivitäten beeinträchtigt. Manche Menschen können starke Schmerzen in ihren Gelenken verspüren und das Gefühl haben, dass ihre Routine stark beeinträchtigt ist, was ihre Bewegungen und Aktivitäten einschränkt. Eine schwere Arthritis kann es Ihnen sogar schwer machen, Ihre Arme und Beine zu heben. Wer nur begrenzte Symptome hat, kann sich möglicherweise über das Knöchelzwicken oder die gefühlte Schwellung hinaus kämpfen. Je mehr sich die Arthritis entwickelt, desto geringer kann der Bewegungsumfang sein, zusammen mit Symptomen wie Schmerzen, Schwellungen und Rötungen an den Gelenken.

Rheumatische Arthritis wird als eine Autoimmunerkrankung klassifiziert, oder als eine Erkrankung, bei der sich der Körper gegen sich selbst wendet und das eigene Gewebe angreift. Das Immunsystem des Körpers greift die Gelenkkapsel an, eine harte Membran, die alle Gelenke in unserem Körper bedeckt und schützt. Die Auskleidung entzündet sich bei diesem Angriff, und eine Person wird die üblichen Symptome wie Schwellungen und Schmerzen an den Gelenken verspüren. Die Diagnose dieser Krankheit ist sehr komplex, da sie so unschuldig mit leichten Schmerzen oder Schwellungen an den Händen oder Handgelenken beginnen kann. Wir könnten sie als die übliche Art von Schmerzen und Beschwerden ausgeben. Aber die rheumatische Arthritis ist eine fortschreitende Krankheit. Wenn die Krankheit ohne Behandlung fortschreitet, kann der Körper sogar den Knorpel und Knochen im Gelenk zerstören. Die Entzündung kann sich auf andere Körperteile ausbreiten und eine schwere Behinderung verursachen. Wenn frühe Symptome bemerkt werden und sich scheinbar immer mehr verschlimmern, führt ein Arzt die notwendigen Untersuchungen und Tests durch, um festzustellen, ob und wie stark die Gelenke erodiert sind. Diese Art von Arthritis scheint in Familien zu verlaufen, und die Forschung hat festgestellt, dass sie an zwei genetische Marker gebunden ist. Rauchen scheint diese Art von Arthritis auch zu verschlimmern. Umweltfaktoren wie Übergewicht, Stress und die Exposition gegenüber Viren oder Bakterien können ebenfalls dazu führen, dass eine Person eine rheumatische Arthritis entwickelt.

Die juvenile idiopathische Arthritis ist eine Form der rheumatische Arthritis, die Kinder betrifft. Nach den Daten der Volkszählung von 2015 hat fast 1 von 2.000 Kindern diese Krankheit. Wenn ein Patient vor dem 16. Lebensjahr diagnostiziert wurde, wird sie als juvenile Arthritis gezählt. Aufgrund des jungen Alters kann diese Krankheit bei jungen Erwachsenen noch schwieriger zu erkennen sein, so dass Ärzte ihre Krankengeschichte überprüfen können, um festzustellen, ob sie gegen andere Krankheiten oder Infektionen gekämpft haben. Bei jugendlichen Krebspatienten wird diese Arthritis aufgrund der Schwäche ihrer Knochen eher auftreten. Fast 10% der jugendlichen Arthritis Patienten sind systemisch, die den gesamten Körper mit Symptomen wie Fieber, Hinken und Schwellungen sowie Gelenksteifheit betreffen.

Osteoarthritis ist die häufigste degenerative Form der Arthritis, insbesondere bei älteren Menschen. Nach Angaben der Centers for Disease Control and Prevention sind mehr als 30 Millionen

Amerikaner von dieser Krankheit betroffen. Bei dieser Art von Arthritis spielt die Entzündung keine große Rolle. Auch Arthritis-Typen wie Fibromyalgie oder häufige muskuläre Rücken- oder Nackenschmerzen spielen keine Rolle. Aber rheumatische Arthritis, Gicht und Lupus sind allesamt Arthritis Erkrankungen, die mit Entzündungen in den Gelenken einhergehen. Das bedeutet, dass die Entzündung der Gelenke nicht lokal begrenzt bleibt und stattdessen andere Gelenke oder den darunter liegenden Knochen schädigen kann, wobei sogar die Muskeln und andere Organe des Körpers in Mitleidenschaft gezogen werden können.

Obwohl Arthritis im Kindesalter nicht so häufig auftritt, kann die jugendliche Arthritis dennoch auftreten, insbesondere bei Kindern, die bakteriellen oder viralen Infektionen ausgesetzt waren. Sie neigen dazu, aufgrund dieser Infektionen viel früher Symptome zu zeigen und können dauerhafte Schäden an ihren Gelenken erlitten haben. Leider gibt es keine Heilung, aber wenn die Symptome frühzeitig erkannt und behandelt werden, können sie durch Medikamente und Therapie in den Griff bekommen und eingedämmt werden. Wenn die Symptome bemerkt werden und nicht besser werden, ist es wichtig, dass ein Arzt eine vollständige medizinische Untersuchung durchführt, um eventuelle Schäden und Degradationen der Gelenke zu beurteilen.

Entzündungen sind ein natürlicher Prozess des Körpers, der auftritt, um Krankheiten, Infektionen oder Krankheitserreger zu bekämpfen, die versuchen, den Körper anzugreifen. Das Immunsystem rüstet sich für einen Angriff auf eindringende Zellen, und der Körper nutzt die Entzündung, um Chemikalien oder Reizstoffe zu bekämpfen. Akute Entzündungen oder Entzündungen, die nur vorübergehend sind, sind normal und ein Zeichen für einen gesunden Körper, der sich wehrt. Wenn Sie sich zum Beispiel in den Finger geschnitten haben, können Sie dort eine Schwellung spüren, und der Bereich sieht rot und geschwollen aus. Das ist ein Zeichen dafür, dass Ihr Körper die Zellen zur Heilung der Wunde in den Schnellgang schickt. Aber wenn die Entzündung ohne eine Infektion oder Wunde auftritt, ist das ein Zeichen dafür, dass der Körper gemischte Signale erhält. Eine chronische Entzündung, die über einen längeren Zeitraum hinweg auftritt, kann sogar innere Organe schädigen, wenn sie nicht behandelt wird. Es gibt verschiedene Entzündungskrankheiten, die das Herz (Myokarditis), die Nieren (Nephritis), die Augen (Iritis) und sogar die Muskeln und Blutgefässe (Vaskulitis) betreffen können. Sie kann an mehreren Stellen auftreten und tragisch sein, wenn sie zu spät erkannt wird. Entzündungen in der Lunge sind ebenfalls sehr ernst und können zu Erkrankungen wie Asthma und Bronchitis führen. Wenn sich die Lunge entzündet, werden die Atemwege verengt und das Atmen wird erschwert. Stellen Sie sich vor, Sie hätten gerade einen Lauf oder ein Training beendet und würden nach Luft schnappen. Bei einer Lungenentzündung kann die Atmung der Patienten so unruhig werden, ohne dass sie überhaupt trainieren oder sich anstrengen.

Die Symptome einer entzündlichen Arthritis treten nicht nur an den Gelenken auf. Die Patienten können auch andere wichtige Symptome aufweisen, und es ist wichtig, dass sie so schnell wie möglich diagnostiziert werden. Neben den Schmerzen in den Gelenken kann es auch andere Körperschmerzen und ständige Müdigkeit geben, wenn der Körper versucht, sich gegen die Entzündung zu wehren. Die Behandlungen umfassen eine Kombination aus Bewegung und Medikamenten, um den Patienten zu helfen, die Schmerzen zu lindern, die ihr Leben beeinträchtigen. Gicht und Lupus sind zwei häufige Formen von Entzündungskrankheiten. Lupus kann so viele Körperteile wie Handgelenke, Knie und Hände betreffen.

Entzündliche Arthritis kann besonders lähmend sein, da sie so viele Körperteile betrifft. Neben den körperlichen Schmerzen kann eine Person auch psychischen Stress erfahren, wenn sie mit ihren Symptomen und dem Mangel an Körperkontrolle fertig wird. Menschen in der Arbeitswelt müssen aufgrund der Schmerzen möglicherweise ihren Arbeitsplatz verlassen und sind weiterhin behindert. Es ist wichtig, dass die Patienten neben Medizin und Physiotherapie auch Zugang zu psychischen Ressourcen haben, wenn sie sich an die Veränderungen in ihrem Leben anpassen. Häufig können schwere Krankheiten im Zusammenhang mit Entzündungen und Arthritis Depressionen, Stimmungsstörungen oder Schlaflosigkeit verursachen. Eine 2015 in der JAMA Psychiatry veröffentlichte Studie ergab, dass Patienten mit Depressionen zu mehr als 30% an einer Gehirnentzündung litten. Aufklärung über die Krankheit und Beratung durch einen zugelassenen Therapeuten sind Ressourcen, die Ihnen Ihre Arztpraxis oft verschreiben kann. Es ist auch von Vorteil, ein gutes Unterstützungssystem zu haben, das bei der Anpassung des Lebensstils und der Aufrechterhaltung des positiven Gefühls der Patienten hilft.

Das Wichtigste, was man über das Vorhandensein von Arthritis und das Leben mit Arthritis wissen muss, ist, dass sich Ihr gesamter Lebensstil an die Krankheit anpassen muss. Während Sie Ihren Lebensstil anpassen, um mit den Schmerzen und der Steifheit Ihrer Gelenke fertig zu werden, sollten Sie positive Schritte unternehmen, um Ihre Aktivität und gesunde Essgewohnheiten aufrechtzuerhalten und Ihre Symptome zu bekämpfen.

Moderate Bewegung hat sich als hilfreich bei der Bewältigung der Schmerzen erwiesen. Eine Gewichtsabnahme kann auch dann von

Ihrem Arzt empfohlen werden, wenn Sie überflüssige Pfunde tragen, die Ihre Gelenke belasten. Eine gesunde Ernährung mit viel frischem Obst und Gemüse ist ebenfalls wichtig. Dieses Buch informiert darüber, welche Lebensmittel bei der Bekämpfung von Arthritis- und Entzündungssymptomen helfen können. Wenn Sie erfolgreich salzige oder zuckerhaltige Snacks aus Ihrer Ernährung gestrichen haben, können wir Ihnen einige großartige Ideen dazu geben, was Sie stattdessen essen sollten, wie Nüsse und Müsli. Selbst das Hinzufügen einiger einfacher Zutaten wie Ingwer, Knoblauch, Kurkumapulver und die Verwendung von nativem Olivenöl extra kann Ihnen helfen, die wohltuenden Eigenschaften dieser Lebensmittel zu erhalten.

Kapitel 3: Die Ursachen von Arthritis

Es gibt viele Risikofaktoren im Zusammenhang mit Arthritis. Einige Arten von Arthritis treten in Familien auf, und es ist wahrscheinlicher, dass Sie an Arthritis erkranken, wenn Ihre Eltern oder Geschwister ebenfalls daran erkrankt sind. Die Forschung über rheumatische Arthritis hat herausgefunden, dass sie mit den genetischen Markern HLA-B27 und HLA-DR4 zusammenhängt. Eine Studie über die HLA-Antigene bei 105 nicht verwandten amerikanischen kaukasischen Patienten mit rheumatischer Arthritis ergab, dass HLA-DR4 in 71% der Fälle beobachtet wurde, die einen familiären Trend zu rheumatischer Arthritis zeigten. Es wurde auch in 63% der nicht-familiären Fälle gefunden. Dies korrelierte mit einem anderen ähnlichen Experiment, das an skandinavischen Patienten in Finnland durchgeführt wurde und bei dem ebenfalls hohe Häufigkeiten von DR2, DR3 und DR4 bei Arthritis-Patienten festgestellt wurden. Dank dieser Studien konnte die wissenschaftliche Gemeinschaft feststellen, dass das familiäre Auftreten von rheumatischer Arthritis in diesen Genen liegen könnte.

Wenn sich ein Verwandter mit der Erkrankung vorgestellt hat, ist es viel wahrscheinlicher, dass sie wieder im Stammbaum auftaucht. Andere Arten von Arthritis scheinen weniger durch die Genetik beeinflusst zu sein und können das Ergebnis anderer Faktoren sein. Das höhere Alter ist das häufigste Kennzeichen für Arthritis-Patienten, weil der Knorpel des menschlichen Körpers mit zunehmendem Alter natürlich spröder wird. Je älter wir werden, desto schwieriger ist es für unseren Körper, sich selbst zu reparieren. Osteoarthritis ist bekannt als die häufige "Abnutzung" der Körpergelenke und tritt meist bei Personen im Alter von 40-60 Jahren auf. Abhängig von anderen Risikofaktoren und der Wahl des Lebensstils kann sie sich sogar früher manifestieren. Frauen entwickeln häufiger als Männer eine Osteoarthritis, obwohl die Forschung nicht klar ist, warum dies der Fall ist. Andere Autoimmunkrankheiten, wie Gicht, neigen dazu, bei Männern häufiger aufzutreten.

Auch Übergewicht ist ein Hochrisikofaktor für die Entwicklung von Arthritis. Diejenigen, die an Adipositas leiden, tragen für die Bewältigung ihrer Gelenke ein Übergewicht, was die belasteten Gelenke, wie Knie, Wirbelsäule und Hüften, zusätzlich belastet. Das zusätzliche Gewicht wirkt sich stark auf die Gelenke in diesen Bereichen aus, und die auftretenden Entzündungen können das Gelenkgewebe allmählich abnutzen. Die Forschung besagt, dass Ihre Knie mit jedem zusätzlichen Pfund an Gewicht drei Pfund an Stress zunehmen! Bei den Hüften wird das Verhältnis ein Pfund Gewicht zu sechs Mal so groß wie der Druck auf die Hüftgelenke! Das Fettgewebe kann auch Proteine produzieren, die Entzündungen in der Gelenkumgebung verursachen. Menschen, die überschüssiges Körperfett haben, können viel früher mit Schmerzen und Zärtlichkeit in den Gelenken zu kämpfen haben als jemand, der nicht fettleibig ist. Der Knorpel an der Verbindungsstelle der Gelenke beginnt aufgrund des Übergewichts, das zu einer Belastung für Ihren Körper geworden ist, viel früher abzubauen. Deshalb ist eines der ersten Dinge, die ein Arzt einem übergewichtigen Patienten mit Anzeichen von Arthritis verschreibt, die Gewichtsabnahme. Ein gesunder Lebensstil, der die Gewichtsabnahme fördert, kann manchmal helfen, die Symptome der Arthritis zu verringern. Sie können einen Unterschied in ihren Symptomen und mehr Erleichterung als vor der Einnahme der zusätzlichen Pfunde feststellen.

Zusätzliche Risikofaktoren für eine Arthritis sind frühere Verletzungen oder Infektionen, die Sie irgendwann in Ihrem Leben hatten. Wenn ein Gelenk zuvor gebrochen ist, kann es sich ungleichmäßig reparieren, obwohl die Verletzung scheinbar geheilt ist. Dies gilt insbesondere für empfindliche Bereiche wie das Handgelenk und das Kniegelenk. Frühere Knochenverletzungen können die komplexe Struktur des Knochens und des Knorpels beeinträchtigen, so dass sie bei Druck oder Stoß nicht gleich reagieren. Sie haben vielleicht schon Geschichten gehört, dass sich jemand das Handgelenk gebrochen hat und es viele Jahre später bei einem Sturz oder Autounfall an der gleichen Stelle wieder bricht. Dies ist darauf zurückzuführen, dass die Verletzungsstelle nach der Heilung anfälliger geworden ist. Sie kann sich nicht bis zu einem zweiten Aufprall- oder Kompressionspunkt halten. Dasselbe gilt für bestimmte bakterielle oder virale Infektionen, die die Gelenk- und Knorpelregionen betreffen können. Bei Menschen, die eine Gelenkinfektion oder eine Staphylokokken Infektion erleiden, sind diese Gelenkbereiche verschlechtert und haben auch nach der Behandlung der Infektion ein höheres Risiko, eine Arthritis zu entwickeln. Auch nach dem Abheilen der Verletzung ist die Knorpelreparatur nie mehr dieselbe wie vor der Verletzung.

Der Heilungsprozess könnte Mängel aufweisen. Die Schädigung der Gelenke bleibt bestehen und die Symptome der Arthritis können sich schon früher im Leben dieser Patienten zeigen.
Es ist auch wichtig zu verstehen, wie bestimmte Lebensweisen ein höheres Risiko für Arthritis mit sich bringen können. Menschen, die zu einem Lebensstil mit hoher sportlicher Aktivität oder extremer körperlicher Betätigung neigen, können früher Symptome von Arthritis erfahren, wie z.B. Profisportler, Stuntmen usw. Es sind nicht nur Menschen, die Kontaktsportarten wie Fussball oder Ringen betreiben, sondern auch Sportarten, die die Gelenke wiederholt belasten, wie z.B. Radfahren oder Langstreckenlauf. Die wiederholte Aktivität über einen längeren Zeitraum kann die Gelenke und den Knorpel langsam abbauen und

bei einem Sportler eine Arthritis auslösen, auch wenn er noch nicht annähernd in dem Alter ist, in dem die Arthritis normalerweise auftritt. Umgekehrt neigt eine moderate Bewegung dazu, die Symptome zu minimieren und kann einem Muskel tatsächlich mehr Kraft und Auftrieb verleihen. Die Ärzte werden die Patienten ermutigen, eine kurze Übungsroutine in den Tag einzubauen, um die Schmerzen und Schwellungen in den Gelenken zu lindern. Es ist die wiederholte, langfristige Aktivität, an der Menschen während einer achtstündigen Arbeitsschicht täglich teilnehmen, die Schäden verursachen kann. Dazu gehören selbst kleine Bewegungen wie das Schieben eines Wagens oder das Tippen an einer Tastatur.

Aus diesem Grund werden die Mitarbeiter bei Tätigkeiten, die manuelle Arbeit oder wiederholte Bewegungen beinhalten, häufig zu Pausen gezwungen, um den Schaden zu minimieren. Diese Mitarbeiter werden dazu angehalten, alle paar Stunden mindestens 15 bis 30 Minuten lang umherzugehen oder ihre wiederholten Bewegungen zu unterbrechen, um dem Körper eine Pause zu gönnen und die Gelenke von dem wiederholten Stress zu befreien.

Trotz dieser Risikofaktoren und Umweltbedingungen ist es wichtig, sich bewusst zu machen, dass Arthritis selbst eine häufige Erkrankung ist, von der die Wissenschaftler glauben, dass sie eines Tages alle Menschen befallen wird. Angesichts der Abnutzung unseres Körpers und der Zerbrechlichkeit, die wir mit zunehmendem Alter erfahren, ist das nur natürlich. Unabhängig davon, ob es eine Familiengeschichte gibt oder nicht, kann Arthritis eine Krankheit sein, mit der wir alle in unserer Zukunft zu kämpfen haben und mit der wir unsere älteren Angehörigen jetzt leben sehen. Der nächste Schritt besteht darin, uns über diese Erkrankung aufzuklären, damit wir die Anzeichen erkennen und bei Bedarf Hilfe erhalten. Ob es sich um Medikamente, Physiotherapie oder zusätzliche Nahrungsergänzungsmittel handelt, Ihr Körper wird Hilfe brauchen, um diese Krankheit zu bekämpfen. Wenn Sie gesunde Ernährungsgewohnheiten in Ihr Leben integrieren, kann dies zu einer gewissen Schmerzlinderung führen oder zumindest den Abbau Ihrer Knochen verlangsamen, wenn Sie mehr Vitamine und Mineralien anhäufen.

Kapitel 4: Entzündung und Arthritis verstehen

Um Entzündungen und die daraus resultierenden Gelenkschmerzen richtig zu verstehen, ist es wichtig zu verstehen, wie das Immunsystem des Körpers Entzündungen auf normale Weise nutzt. Wie wir in Kapitel 1 kurz besprochen haben, arbeitet das Immunsystem des Körpers, das hauptsächlich aus weißen Blutkörperchen besteht, um Infektionen und Bakterien zu bekämpfen. Es ist ein Teil des Heilungsprozesses des Körpers, da die Zellen in Überstunden arbeiten, um eine Infektion zu bekämpfen. Es ist ein Abwehrsystem, das unser Körper zum Schutz gegen Infektionen eingerichtet hat, und die weißen Blutkörperchen sind die erste Angriffslinie. Wenn sie angegriffen werden, sei es durch eine Infektion oder durch eine offene Wunde, erhalten die weissen Blutkörperchen schnell Wachstumsfaktor-Hormone und senden Nährstoffe in das betroffene Gebiet. Sie stürzen sich auf die Infektion und bekämpfen sie und nehmen andere fremde Radikale in der Gegend auf. Schwellungen entstehen auf natürliche Weise, weil die Bewegung der Blutzellen und Hormone in das Gebiet auch Flüssigkeit mit sich bringt. Deshalb werden die Nerven in dem Gebiet so empfindlich für Berührungen.

Wenn eine Entzündung auf natürliche Weise durch die Bekämpfung einer Infektion entsteht, dann deshalb, weil der Körper Chemikalien in den Blutkreislauf oder an das betroffene Gewebe abgibt. Diese Chemikalien erhöhen die Durchblutung des Bereichs, und der Bereich kann sich rot oder warm färben. Manchmal können die Chemikalien Flüssigkeit um das Gewebe herum austreten, und dann kommt es zu einer Schwellung. Die Nerven in diesem Bereich werden überreizt und der Bereich wird sehr berührungsempfindlich. Ist Ihnen das bei Verletzungen schon einmal aufgefallen? Der Bereich kann sich anfühlen, als ob er brennt oder juckt, und Sie können nicht anders, als ein Kribbeln zu spüren, als ob Sie sich kratzen möchten. Das liegt daran, dass die Zellen an der lokalisierten Stelle der Verletzung in den Überstunden zusammenarbeiten, um Sie zu heilen. Es ist die gleiche Funktion, die bei Halsschmerzen auftritt. Die Entzündung in diesem Bereich ist darauf zurückzuführen, dass der Körper gegen eine Infektion ankämpft. Man spricht von einer akuten Entzündung, bei der der Körper einfach auf einen fremden Wirkstoff oder eine Wunde reagiert. Wenn die Infektion vorbei ist, geht die Schwellung in der Regel zurück, und das Gebiet wird wieder normal.

Bei der entzündlichen Arthritis tritt die Entzündung ohne Grund auf. Es liegt keine Infektion oder Verletzung vor, die einer Heilung bedarf - es ist einfach der Körper, der sich gegen sich selbst wendet und die Symptome der Entzündung hervorruft. Diese Symptome wie Schmerzen, Steifheit und Schwellungen beginnen, den Menschen bei seinen täglichen Aktivitäten und beim Gebrauch der Gelenke zu beeinträchtigen. Letztendlich kann die erhöhte Aktivität an den Gelenken den Knorpel an den Knochen abnutzen und sogar die Gelenkschleimhaut anschwellen lassen. Die Entzündung kann sogar an der Stelle der Hauptorgane, wie dem Auge, den Nieren, der Lunge oder dem Herz, auftreten. Die Entzündungssymptome müssen sofort mit einer vollständigen Anamnese und körperlichen Untersuchung beurteilt werden. Andere Tests wie Röntgenaufnahmen und Blutuntersuchungen sollten ebenfalls untersucht werden, um zu beurteilen, wie weit der Schaden fortgeschritten ist und ob es eine Möglichkeit gibt, ihn rückgängig zu machen. Diese Art von anhaltender, langfristiger Entzündung wird als chronische Entzündung bezeichnet, und viele Autoimmunerkrankungen fallen in diese Kategorie. Asthma, Allergien, entzündliche Darmerkrankungen, Lupus, Morbus

Crohn... all dies fällt in die Kategorie der Krankheiten mit chronischer Entzündung. Der Körper sendet fälschlicherweise Signale an die Organe, um sich zu entzünden, obwohl keine Gefahr besteht. Die weißen Blutkörperchen kommen in das Gebiet und finden keine Bedrohung vor, so dass sie beginnen, die körpereigenen Zellen und Gewebe anzugreifen.

Es ist schwer, sich das wissenschaftliche Phänomen des Schmerzes vorzustellen, aber die Schmerzempfindung ist die Reaktion des Körpers, um uns vor einer Verletzung zu warnen. Im Falle von Arthritis gibt es eine Verletzung Ihrer Gelenke, auf die der Körper aufmerksam wird und vor der er warnt. Das geschädigte Gewebe um die Gelenke herum setzt Neurotransmitter-Chemikalien frei, die die Botschaft in Ihr Rückenmark und in Ihr Gehirn transportieren. Das Gehirn verarbeitet das empfangene Signal und sendet ein Signal an Ihre motorischen Nerven zurück, um darauf zu reagieren. Wenn Sie sich zum Beispiel schneiden, wird die Nachricht sofort an Ihr Gehirn gesendet, und Sie bewegen Ihre Hand weg.

Es ist wichtig zu beachten, dass die allgemein bekannten Beschwerden wie Muskel- und Rückenschmerzen nicht unbedingt mit Arthritis und Gelenkschmerzen zusammenhängen. Weichteilschmerzen werden eher in den Geweben als in den Gelenken empfunden. Sie treten in der Regel auf, wenn Teile des Körpers wiederholt überbeansprucht werden oder aufgrund einer Verletzung. Rückenschmerzen können auf viele Faktoren zurückzuführen sein, z.B. auf eine Schädigung der Nerven, Knochen, Gelenke, Muskeln oder Bänder. Wenn diese Symptome nur vorübergehend sind und mit Medikamenten oder einer Massage leicht genug behoben werden können, fallen sie nicht unter die Kategorie der chronischen Entzündung, die über einen längeren Zeitraum hinweg auftritt.

Kapitel 5: Wie man mit Arthritis Schmerzen umgeht

Die gute Nachricht ist, dass die Wissenschaft im Kampf gegen die entdeckten Arten von Arthritis rasch Fortschritte gemacht hat. Diese Krankheiten werden jetzt oft richtig diagnostiziert, statt einfach als "knarrende alte Knochen" zu verkünden, vor allem bei älteren Patienten. Nicht-entzündliche Arten von Arthritis können oft mit rezeptfreien Schmerzmitteln behandelt werden. Häufig können eine Änderung der Lebensweise, wie z.B. Gewichtsabnahme, und eine Routine körperlicher Aktivität helfen, die Symptome zu lindern.

Tatsächlich verschreiben Ärzte oft Physiotherapie, um älteren oder sesshaften Arthritispatienten zu helfen, sich allmählich mit körperlicher Aktivität vertraut zu machen. Dies gilt insbesondere für ältere Patienten, die es schwer haben, mobil zu sein, und die einen Anstoß brauchen, ein Bewegungsprogramm in ihren Lebensstil zu integrieren. Die individuelle Physiotherapie ist speziell darauf ausgerichtet, was der Patient braucht und was das beste Mittel gegen seine Krankheit ist. Egal, ob es sich um Arm- oder Knieschmerzen handelt, Ihr Therapeut wird mit Ihnen zusammen eine Routine zur Ausübung des betroffenen Gelenkbereichs erarbeiten. Manchmal kann ein Therapeut auch Massage Techniken anwenden oder Eis- oder Wärmepackungen zur Schmerzlinderung verwenden.

Wassertherapie ist auch eine großartige Form der spezialisierten Therapie, die den Patienten Erleichterung verschaffen kann. Wasser unterstützt das Gewicht einer Person und übt weniger Druck auf die Muskeln und Gelenke aus. Es bietet Ihren Muskeln einen Widerstand, der sie wiederum trainiert und stärker macht. Dies ist sehr hilfreich für Patienten, die übergewichtig sein könnten und gerade erst mit dem Training beginnen. Es gibt einer Person, insbesondere einer älteren Person, Auftrieb und Leichtigkeit, damit sie sich so beweglich fühlt wie seit Jahren nicht mehr! Viele Menschen halten Wasserübungen fälschlicherweise für Schwimmen oder Tauchen, aber das ist nicht der Fall. Stattdessen sind dies einfach Übungen, die durchgeführt werden, während die Person in Wasser steht, das sich etwa in Hüft- oder Schulterhöhe befindet. Die regelmäßige Durchführung von Wasserübungen kann dazu beitragen, die Schmerzen der Patienten zu lindern und die Beweglichkeit der Hüft- oder Kniegelenke zu verbessern.

Eine Therapie kann etwas sein, das Sie bezahlen oder das Ihnen Ihr Arzt verschreibt, wenn Sie eine spezialisierte Betreuung benötigen, aber regelmäßige altmodische Übungen wird jeder Arzt empfehlen. (Denken Sie daran, dass dies von Fall zu Fall variiert, da die Arthritis einer Person schwerer sein kann oder mit anderen Krankheiten gekoppelt sein kann). Bewegung gilt als eine der besten Möglichkeiten, mit den Schmerzen von Osteoarthritis Patienten umzugehen. Ihre Schmerzen können sogar reduziert werden, wenn sie sich regelmäßig bewegen. Das Gehen ist eine der besten Möglichkeiten, sich zu bewegen, ohne die Gelenke zu stark zu belasten. Als aerobe Übung stärkt es auch das Herz und senkt den Blutdruck. Speziell bei Arthritis-Patienten strafft es die Muskeln, die die Gelenke im Körper stützen, und mit zunehmendem Alter kann es den Verlust an Knochenmasse verlangsamen. Studien haben ergeben, dass Menschen mit Arthritis, die treu an einer Übungsroutine teilgenommen haben, im Vergleich zu Arthritis Patienten, die nicht trainiert haben, seltener eine Hüftgelenkersatzoperation benötigen. Die Patienten, die Sport trieben, berichteten sogar von einem insgesamt besseren körperlichen Zustand und einer größeren Flexibilität und Beweglichkeit.

Es gibt einige Arten von Übungen, die für Arthritispatienten empfohlen werden, um ihre Schmerzen und die Steifheit in ihren Bewegungen zu lindern.

Übungen zur Flexibilität: Diese Übungen beziehen sich auf den Bewegungsumfang, mit dem ein Patient Schwierigkeiten haben kann. Zum Beispiel bewegt sich das Gelenk nicht mehr in der vollen Bewegung, die es vorher gemacht hat. Vielleicht hat jemand Knieschmerzen, bei denen er sein Bein nicht mehr wie früher strecken kann. Bei den Flexibilitätsübungen liegt der Schwerpunkt auf der sanften Dehnung und Erweiterung des Bewegungsbereichs an diesem Gelenk. Ein Therapeut kann Ihnen zunächst zeigen, welche Art von Übungen Sie durchführen müssen und wie Sie das Gelenk und die umliegenden Muskeln dehnen können, aber diese Übungen können leicht und bequem ohne Hilfe zu Hause durchgeführt werden. Wenn Sie diese Übungen regelmäßig durchführen, kann die Flexibilität in diesen Gelenken wieder hergestellt werden. Es ist wie das alte Sprichwort sagt - Übung macht den Meister! Vielleicht erhalten Sie nicht den gesamten Bewegungsumfang zurück, aber es kann sicher besser sein als vorher.

Kräftigungsübungen: Diese Übungen dienen der Stärkung der Muskeln. Starke Muskeln arbeiten, um die Gelenke im Körper zu schützen. Je stärker Ihre Muskeln sind, desto mehr können sie die von Arthritis betroffenen Gelenke abfedern. Kräftigungsübungen können mit einem mittleren bis leichten Gewichtsbereich durchgeführt werden und mit solchen, die an den Füßen befestigt werden können, um die Beinmuskeln zu stärken. Diese Übungen sollten auch viele Male pro Woche durchgeführt werden, um die Muskeln weiter zu trainieren und die Ausdauer zu stärken.
Übungen zur Ausdauer: Diese werden auch als Aerobic-Übungen bezeichnet, weil sie den Herzmuskel stärken. Zu diesen Übungen

gehören Dinge wie Gehen, Radfahren, Schwimmen oder die Benutzung des Ellipsen- oder Laufbandgerätes. Aktivitäten wie diese bauen die Ausdauer auf und machen die Lungen leistungsfähiger. Darüber hinaus wird der ganze Körper körperlich trainiert, indem viele Gelenke, Muskeln und Bänder gedehnt und trainiert werden.

Wenn es darum geht, zu entscheiden, wie oft Sie trainieren sollten, ist es wichtig, dass jeder Patient den Rat seines Physiotherapeuten oder Arztes befolgt. Im Allgemeinen sollten täglich Übungen zur Beweglichkeit oder zum Bewegungsumfang durchgeführt werden, um das Gelenk mit den neuen Dehnungen vertraut zu machen. Andere Übungen sollten einige Male in der Woche mindestens 20 Minuten lang durchgeführt werden, aber es hängt alles davon ab, wie energisch die Übung durchgeführt wird. Es ist auch wichtig, dass sich die Patienten ihrer eigenen Arthritis und der Zerbrechlichkeit ihres Zustands bewusst sind. Je nach Alter, Schwere der Erkrankung und Bewegungsumfang sollten Ihre Aktivitäten zu Ihren Fähigkeiten und Ihrem Lebensstil passen. Zum Beispiel sollte eine ältere Person mit schwerer Arthritis eine Sportart mit hoher Belastung ausüben, aber auf ihre Übungen zur Beweglichkeit beschränkt bleiben. Jüngere Personen können vielleicht noch einige Male in der Woche joggen oder schwimmen, um ihre Gelenke und Muskeln stark und ihr Herz gesund zu halten. Arthritis-Patienten werden sich in ihrer Routine langsam und vorsichtig bewegen wollen, um Brüche oder Verletzungen zu vermeiden. Achten Sie immer darauf, sich vor und nach dem Training aufzuwärmen und abzukühlen, mit genügend Dehnungszeit, um Ihre Muskeln richtig zu entspannen!

Es gibt viele Kategorien von Medikamenten, die auch bei Gelenkschmerzen und Entzündungen helfen. Es gibt nicht steroide Entzündungshemmer, die Schmerzen und Entzündungen lindern.

Diese sind in der Regel rezeptfrei erhältlich, wie z.B. Advil, Motrin und Aleve. Sie sind sogar als Cremes oder Pflaster erhältlich, die zur Erleichterung auf die Problemzone aufgetragen werden können. Dies ist besonders auf Reisen oder bei langem Sitzen sehr gut geeignet. Analgetika sind eine Kategorie oder Medikamente, die die Schmerzen bei Arthritis verringern können, aber nicht die Entzündung beeinflussen. Tylenol oder Paracetamol ist rezeptfrei erhältlich, aber Betäubungsmittel wie Percocet, Oxycontin oder Vicodin können nur von einem Arzt verschrieben werden. Bevor ein Patient zu stärkeren Medikamenten übergeht, die Oxycodon oder Hydrocodon enthalten, müsste er oder sie längere Zeit gegen Arthritis gekämpft haben und mit alternativen Methoden keine Linderung gefunden haben. Da diese Medikamente süchtig machende Eigenschaften haben, müsste ihre Anwendung von einem Arzt sorgfältig überwacht werden.

Bei Arthritis in Verbindung mit Entzündungen wirken krankheitsmodifizierende Antirheumatika, um das Immunsystem daran zu hindern, sich selbst und die Gelenke anzugreifen, oder zumindest den Angriff zu verlangsamen. Diese Medikamente werden Patienten mit rheumatischer Arthritis verschrieben. Kortikosteroide unterdrücken das Immunsystem und wirken entzündungshemmend beim Anblick der Schmerzen. Patienten mit ernsteren Entzündungsstörungen, die als Autoimmunerkrankungen eingestuft werden, müssten durch regelmäßige Tests und Arztbesuche sorgfältig überwacht werden.

Wie wir im vorigen Kapitel erwähnt haben, ist Adipositas auch ein Risikofaktor für Arthritis. Daher ist es sinnvoll, dass eines der ersten Dinge, die ein Arzt einem adipösen Patienten verschreiben würde, die Gewichtsabnahme ist. Je mehr Körperübergewicht Sie tragen, desto schneller kann auch das Fortschreiten der Arthritis auftreten. Der Knorpel an den Gelenken beginnt sich durch das Übergewicht, das er trägt, schneller abzunutzen. Eine

Gewichtsabnahme kann die Belastung der Gelenke verringern. Die Menschen werden oft eine Linderung ihrer Arthritis-Symptome feststellen, wenn sie eine erhebliche Menge an Gewicht verlieren und einen Lebensstil beibehalten, der die Pfunde abhält. Sie beginnen, sich körperlich besser zu fühlen und erleben einen größeren Bewegungsumfang als zuvor. Damit soll lediglich gesagt werden, dass ein Patient nicht beleidigt sein sollte, wenn ihm von einem Arzt empfohlen wird, Gewicht zu verlieren. Die Forschung zeigt, dass dies auf lange Sicht von Vorteil sein wird.

Kapitel 6: Gesunde Essgewohnheiten

Wenn Sie sich zur Bekämpfung Ihrer Arthritis gesund ernähren wollen, ist es wichtig, sich bewusst zu sein, welche Art von Ernährung Sie einstellen müssen. Sie sollten sicher sein, dass Sie nährstoffreiche Lebensmittel essen und zucker- oder fettreiche Snacks vermeiden, die Entzündungen verursachen oder eine Gewichtszunahme auslösen können, die Ihre Arthritis noch verschlimmern würde. Forschungsergebnisse legen nahe, dass die Art der Ernährung, die Sie essen, und die Frage, ob Sie sich körperlich betätigen, einen wichtigen Faktor für das Fortschreiten Ihrer Krankheit und die Symptome, die Sie zeigen, darstellen können. Es gibt kein Patentrezept für diese Krankheiten, aber eine Vielzahl von Nahrungsmitteln und eine ausgewogene Ernährung können einer Person, die Symptome von Arthritis hat, zugute kommen.

Die Forschung in Bezug auf Patienten und Milchbestandteile ist nicht schlüssig, obwohl beide Seiten nachgewiesen sind. Eine Studie aus dem Jahr 2015 im Journal of Nutrition ergab, dass der Verzehr von Milchprodukten die Entzündung in einer für die Stichprobe ausgewählten Gruppe von Erwachsenen verstärkt. Eine ähnliche Studie ergab, dass Osteoarthritis Patienten, die mehr Milchprodukte aßen, mit größerer Wahrscheinlichkeit eine Operation für eine Hüftprothese benötigten. Andererseits zeigen zahlreiche Studien, dass der Verzehr von mehr Joghurt und das Trinken von mehr Milch das Risiko von Gicht senken kann, einer bereits erwähnten Autoimmunkrankheit, bei der auch Arthritis auftritt. Die widersprüchlichen Beweise können dazu führen, dass die Patienten sich nicht darüber im Klaren sind, wie sie Milchprodukte in ihre tägliche Ernährung integrieren sollen.

Die meisten Untersuchungen haben Milchprodukte in ein positives Bild gemalt. Eine kürzlich durchgeführte Studie aus dem Jahr 2017 ergab, dass Milchprodukte eine positive entzündungshemmende Wirkung haben, außer bei Menschen, die allergisch auf Kuhmilch reagieren. Denken Sie daran, dass sich "Milch" nicht nur auf Milch bezieht, sondern auch auf Eiscreme, Käse und Joghurt. Es gibt viele Lebensmittel, die in dieser Kategorie zu berücksichtigen sind. Die gute Nachricht ist, dass die Forschung zu Joghurt durchweg positiv ist. Die darin enthaltenen Probiotika werden mit einer verringerten Insulinresistenz und einer verringerten Entzündung im Körper in Verbindung gebracht. Wie bei jeder anderen Diät ist Mäßigung der Schlüssel. Der Verzehr von fettreichen Milchprodukten oder gesüßten Produkten hilft nicht bei der Gewichtsabnahme, die auch sehr wichtig ist, um Entzündungen zu minimieren.

Manche Menschen finden, dass das Vermeiden bestimmter Nahrungsmittel ihre arthritischen Aufflacker verringern kann. Wenn zum Beispiel eine bestimmte Art von Milch mit negativen Symptomen verbunden ist, können Sie eine Ausscheidungsdiät versuchen und für eine Weile aufhören, sie zu essen. Das kann Ihnen zeigen, wie Ihr Körper darauf reagiert, und es ist möglich, dass Sie sich ohne Kuhmilch besser fühlen.

Eine weitere Debatte, die sich entwickelt hat, ist das Konzept der Bio-Lebensmittel. Es gibt keine überzeugenden Beweise dafür, dass der Verzehr von Bio-Lebensmitteln Ihre Chancen auf Autoimmunerkrankungen oder Arthritis minimieren kann. Aber es kann sinnvoll sein, die Exposition gegenüber unerwünschten Chemikalien zu minimieren, indem man sich für eine biologische Ernährung entscheidet. Wenn Sie Lebensmittel aus konventionellen Betrieben essen, die Hormone oder Chemikalien verwenden, nehmen Sie diese ebenfalls jedes Mal, wenn Sie Eier,

Fleisch oder Käse essen, zu sich. Aber abgesehen davon, ein logischer Trugschluss, gibt es keine Beweise dafür, dass konventionelle Lebensmittel schlecht für Menschen mit Arthritis sind. Es ist wichtig, dass Sie auch dann, wenn Sie keine Bioprodukte kaufen, immer noch eine Ernährung mit einer Vielzahl von Obst und Gemüse zu sich nehmen. Alle Obst- und Gemüsesorten sollten gründlich oder in einer Wasser-Essig-Spülung gewaschen werden, um schädliche Pestizidrückstände zu entfernen. Wenn Sie es sich leisten können, versuchen Sie, einige Bioprodukte zu kaufen, z.B. solche mit weicher Außenhaut, die Sie direkt konsumieren, wie Pfirsiche, Spinat oder Paprika. Die Ärzte sind sich einig, dass eine Portion von mindestens 5 Obst und Gemüse pro Tag für einen Arthritis-Patienten als gesund gilt. Wenn Sie über mögliche Pestizide oder Wachstumshormone besorgt sind, ist der Kauf von Bio- oder Nicht-GVO-Lebensmitteln eine persönliche Entscheidung, die Sie selbst treffen müssen.

Antioxidantien in Produkten neigen dazu, Entzündungen zu bekämpfen und sind auch eine wichtige Nährstoffquelle. Eine Vielfalt an Obst und Gemüse gibt Ihnen die Möglichkeit, mehr Vitamine und Nährstoffe aufzunehmen. Versuchen Sie, mehr Gemüse in Ihre Snacks zu integrieren. Wenn Sie zum Beispiel ein Sandwich essen, fügen Sie statt nur einer Scheibe Käse oder einigen natriumarmen Fleischscheiben etwas Gemüse hinzu, damit Sie auch eine Portion Obst und Gemüse bekommen. Wenn Sie vorhaben, einen Salat zu essen, versuchen Sie, etwas Obst oder Nüsse hinzuzufügen, um die Proteine zu erhöhen, die Sie aufnehmen, und überraschen Sie Ihre Geschmacksknospen!

Wenn es um die Auswahl von Fleisch und Meeresfrüchten in Ihrer Ernährung geht, wird Fisch empfohlen, da er eine große Quelle entzündungshemmender Omega-3-Fettsäuren darstellt. Er kann leicht durch rotes Fleisch in Ihrer Ernährung ersetzt werden, insbesondere wenn Sie ein hohes Krankheitsrisiko haben oder einen hohen Cholesterinspiegel haben. Wenn Sie nicht wissen, wo Sie bei der Auswahl von Fisch anfangen sollen, stehen Ihnen Dutzende von Sorten zur Auswahl! Wenn Ihr örtliches Lebensmittelgeschäft nicht viele Möglichkeiten hat, versuchen Sie, einen örtlichen Fischmarkt zu finden, um frische Optionen zu finden. Vermeiden Sie verarbeitetes Fleisch, das zu Konservierungsstoffen neigt und einen hohen Natriumgehalt aufweist. Versuchen Sie, mehr magere Fleischstücke mit abgeschnittenem Fett zu kaufen. Pute und Huhn sind auch gesündere Ersatzstoffe für rotes Fleisch.

Schaffen Sie in Ihrer Ernährung Platz für Vollkorngetreide wie Getreide und Nudeln. Versuchen Sie, anstelle von weißem Reis, der tendenziell einen hohen Kohlenhydrate Gehalt hat, mit Alternativen wie Quinoa oder Weizen zu experimentieren. Sie können sogar Nudeln finden, die aus Gemüse oder Kichererbsen hergestellt sind, so dass sie weniger Stärke und Zucker enthalten. Wenn Sie neue Produkte ausprobieren, lesen Sie unbedingt die Zutaten, um sicher zu sein, dass Sie das benötigte Protein erhalten und dass die Produkte zucker- und kohlenhydrat-arm sind. Versuchen Sie, verpackte und verarbeitete Snacks aus Ihrer Ernährung auszuschließen. Der Zucker- und Salzgehalt in diesen Produkten ist gesundheitlich bedenklich und nicht hilfreich für eine gewichtsreduzierende Lebensweise. Es gibt gesündere Alternativen, die ihre Snacks stattdessen auf Gemüse oder Hülsenfrüchten basieren, wie z.B. Linsenchips oder geröstete Kichererbsen. Lesen Sie das Etikett bei der Suche nach einem neuen Snack sorgfältig durch, um sicherzustellen, dass er so gesund ist wie er süchtig machen könnte! Wenn Ihr örtliches Lebensmittelgeschäft nicht viele gesunde Optionen hat, müssen Sie vielleicht einen örtlichen Bioladen finden oder online nachsehen, welche Optionen verfügbar sind. Dazu gehört auch, darauf zu achten, welche Konserven Sie kaufen. Sie möchten sicher sein, dass Sie immer die Flüssigkeit in den Dosen ablaufen lassen und die Bohnen oder das Obst oder was immer Sie essen werden, abspülen. Sie möchten sicher sein, dass die Früchte in ihrem eigenen Saft konserviert sind und nicht in einem zuckerhaltigen Sirup, der Kalorien enthält. Es gibt Tonnen von Bohnen- und Linsenkonserven, die leicht zu lagern sind und die man leicht zu einem schnellen vegetarischen Rezept verarbeiten kann. Achten Sie darauf, dass der Natriumgehalt pro Portion 5% oder weniger beträgt.

Es ist wichtig zu beachten, dass es keine Forschung gibt, die beweist, dass die Einhaltung einer veganen oder vegetarischen Ernährung das Heilmittel gegen Entzündungen sein könnte. Tatsächlich sind die Studien zu diesem Thema gemischt. Einige Studien ergaben, dass Menschen, die sich strikt vegetarisch ernährten, im Vergleich zur Kontrollgruppe, die sich traditionell mit Fleisch ernährte, keine Linderung von Schmerzen oder Gelenksteifheit hatten. Andere Studien fanden heraus, dass Patienten, die sich monatelang vegan ernährten, im Vergleich zur Kontrollgruppe eher eine Verbesserung ihrer geschwollenen Gelenke und weniger Steifheit am Morgen aufwiesen. Bei diesen gemischten Ergebnissen werden die Ärzte Sie nicht dazu drängen, einen veganen oder vegetarischen Lebensstil zu wählen. Es ist jedoch wichtig zu beachten, dass ein fleischloser Lebensstil zu niedrigeren Cholesterin- und Blutdruckwerten führen und Ihre Chancen, fettleibig zu werden, verringern kann. Aber diese Ernährungsgewohnheiten haben auch ihre Nachteile. Vegetarier, und insbesondere Veganer, haben tendenziell niedrigere Werte an Vitaminen im Blut sowie einen niedrigen Kalzium- und Fettsäuregehalt. Diese Substanzen sind für die Knochengesundheit von entscheidender Bedeutung. Vegetarier neigen auch dazu, einen niedrigeren HDL-Spiegel zu haben, der das "gute Cholesterin" darstellt.

Wenn Sie erwägen, Ihren Ernährungsplan grundlegend zu ändern, um bei Ihrer Entzündung oder Arthritis zu helfen, ist es wichtig, dass Sie zuerst mit Ihrem Arzt über die Risiken und Gründe sprechen. Es gibt noch andere Möglichkeiten, wie Sie Ihren Fleischkonsum reduzieren können, z.B. indem Sie einen "fleischlosen Montag" in Ihren Wochenplan aufnehmen oder öfter eine Gemüsebeilage oder einen Salat einbauen. Wenn Sie sich dazu entschließen, Fleisch vollständig aus Ihrer Ernährung zu streichen, muss Ihr Arzt möglicherweise einen Bluttest durchführen, um zu sehen, ob es Vitaminpräparate gibt, die Sie oral einnehmen sollten.

Lebensmittel, die Arthritis bekämpfen

Obwohl es keine direkte Heilung für Arthritis gibt und es sich in Wirklichkeit um einen ausgewogenen Lebensstil mit Bewegung, Ernährung und Medikamenten handelt, wird angenommen, dass einige Lebensmittel Arthritis bekämpfen. Die Aufnahme dieser Nahrungsmittel in Ihre normale Ernährung könnte Ihre Entzündungssymptome lindern. Hier ist eine Liste für Anfänger, was Sie versuchen sollten und was Sie in Ihre Mahlzeiten einbauen sollten!

Fisch: Fisch ist eine Quelle von hohem Proteingehalt und reich an Omega-3-Fettsäuren, die Entzündungen bekämpfen. Ärzte empfehlen mindestens 3 bis 4 Unzen Fisch, der zweimal pro Woche verzehrt wird. Thunfisch, Makrele, Hering, Lachs... was auch immer Ihr Lieblingsfisch ist, versuchen Sie ihn ein- oder zweimal pro Woche zum Abendessen zu essen, um die benötigten Nährstoffe zu erhalten.

Tofu: Wenn Sie Vegetarier sind und weder Fisch noch Fleisch als Proteinquelle haben, sind Sojabohnen wie Tofu und Edamame großartige Alternativen, die auch Omega-3-Fettsäuren liefern können. Diese Ersatzstoffe sind reich an Proteinen, aber fettarm, was sie zu einem großartigen Ersatz macht.

Natives Olivenöl extra: Dieses Öl wurde in der Vergangenheit als Luxus angesehen, weil es ähnliche medizinische Eigenschaften wie entzündungshemmende Medikamente hat. Bei der Bekämpfung von Arthritis ist es wichtig, sich sogar über die Art des Speiseöls, das wir verwenden, im Klaren zu sein. Olivenöl, Walnussöl, Distelöl und Avocadoöl haben ebenfalls Eigenschaften, die den Cholesterinspiegel senken können, und einen hohen Gehalt an Omega-3-Fettsäuren.

Beeren: Anthocyane wurden erforscht und haben eine entzündungshemmende Wirkung und können die Häufigkeit von Gichtanfällen bei Patienten mit dieser Autoimmunerkrankung verringern. Neben diesen gesundheitlichen Vorteilen neigen Anthocyane dazu, Früchten ihre satte violette oder rote Farbe zu verleihen, wie z.B. in Kirschen, Erdbeeren, Blaubeeren und Brombeeren. Die ganze Beerenfamilie!

Die Milchwirtschaft: Ungeachtet dessen, was wir vorhin über die Studien über Milch- und Arthritis Symptome erwähnt haben, sind Milch, Käse und Joghurt vollgepackt mit Vitamin D und Kalzium, die für den Körper unerlässlich sind. Beide sind notwendig, um die Knochenfestigkeit zu erhöhen, daher ist es wichtig, dass sie in Maßen verzehrt werden. Wenn Sie eine Laktose Intoleranz oder eine Empfindlichkeit gegenüber Milchprodukten haben, dann müssen Sie nach Ersatzstoffen suchen, die für Sie geeignet sind.

Blattgemüse und Linsen sind ein großartiger Ersatz für diejenigen, die möglicherweise allergisch auf Milchprodukte reagieren.

Knoblauch: Studien haben ergeben, dass Menschen, die mehr Lebensmittel aus der Familie der Lauchgewächse wie Zwiebeln, Lauch und Knoblauch gegessen haben, weniger Anzeichen von Osteoarthritis zeigten. Der rohe Knoblauch selbst hat viele gesundheitliche Vorteile, wie die Senkung des Blutzuckerspiegels und die Regulierung des Blutdrucks. Man möchte versuchen, ihn in seiner rohen oder halbgekochten Form so viel wie möglich zu verzehren, da er nach dem Kochen viele dieser Eigenschaften verliert. Es wurde festgestellt, dass Knoblauch sogar das Vorhandensein von Enzymen blockiert, die den Knorpel im Körper schädigen - was für Arthritispatienten eine gute Nachricht ist. Zerkleinern Sie also etwas rohen Knoblauch und fügen Sie ihn als Beilage zu Ihrer Suppe oder Ihrem Salat hinzu, um die Vorteile zu nutzen, die er bieten kann!

Brokkoli: Brokkoli ist reich an den Vitaminen C und K und enthält eine Verbindung namens Sulforaphan, von der die Forscher glauben, dass sie das Fortschreiten der Osteoarthritis verlangsamen kann. Er ist auch reich an Kalzium, das sich positiv auf den Aufbau starker Knochen auswirkt.

Grüner Tee: Wir hören seit Jahren von den Vorteilen dieses Getränks und den Antioxidantien, die es dem Körper bietet. Forscher haben das Antioxidans Epigallocatechin-3-Gallat (EGCG) untersucht, das die Produktion von Molekülen stoppt, die bei Patienten mit rheumatischer Arthritis Gelenkschäden verursachen. Wenn Sie ein begeisterter Kaffeetrinker waren, probieren Sie stattdessen eine Tasse grünen Tee!

Zitrusfrüchte: Grapefruits, Orangen, Clementinen... alles Mögliche! Die Familie der Zitrusfrüchte ist reich an Vitaminen, die der Arthritis vorbeugen und gesunde Gelenke im Körper erhalten. Ein weiterer guter Tipp ist die Verwendung von frischem Zitronen- oder Limettensaft in den Rezepten anstelle der konzentrierten Art.

Nüsse: Nüsse gehören zu den seltenen Leckereien, die einen hohen Anteil an guten Fetten haben, weshalb sie als "herzgesund" gelten, natürlich in Maßen. Sie enthalten auch viele nützliche Vitamine wie Kalzium, Zink, Vitamin E, Proteine und Ballaststoffe. Sie sind hilfreich, wenn Sie versuchen, Gewicht zu verlieren, denn eine Handvoll von ihnen kann sehr sättigend sein und es Ihnen ermöglichen, die Portionen, die Sie konsumieren, zu reduzieren. Es gibt eine Vielzahl von Möglichkeiten, um genau die für Sie perfekte Nuss zu finden. Pistazien, Mandeln, Walnüsse, Pinienkerne, Macadamianüsse... es gibt alles da draußen! Vergewissern Sie sich jedoch, dass Sie diese Nüsse in ihrer rohen Form verzehren. Wenn Sie sich eher der schokoladenüberzogenen oder gesalzenen Version zuwenden, dann heben Sie die gesundheitlichen Vorteile auf.

Ganze Körner: Während die meisten Diäten Sie dazu drängen würden, von Kohlenhydraten Abstand zu nehmen, sind Vollkorngetreide einzigartig, weil sie den positiven Effekt haben, den Gehalt an C-reaktivem Protein im Blut zu senken. C-reaktives Eiweiß neigt zu Entzündungserscheinungen im Körper und ist mit einem erhöhten Risiko für Diabetes, rheumatische Arthritis und sogar Herzkrankheiten verbunden. Die Aufnahme von Dingen wie Reis, Vollkorngetreide und fettarmem Hafermehl in Ihre Ernährung ist eine hervorragende Möglichkeit, niedrige Werte dieses Proteins in Ihrem Blutkreislauf aufrechtzuerhalten. Untersuchungen haben gezeigt, dass Menschen, die weniger Vollkorngetreide in ihrer Ernährung hatten, tendenziell höhere

Entzündungsmarker aufweisen. Die in Vollkorn enthaltenen Ballaststoffe helfen auch bei der Gewichtsabnahme.

Bohnen: Bohnen sind eine großartige und preiswerte Quelle für gesunde Vitamine und Mineralien wie Zink, Kalium, Eisen und Eiweiß. Bohnen und Hülsenfrüchte sind bekannt für ihren Nutzen für das Immunsystem. Sie müssen kein ausgefallenes Rezept erstellen, wenn Sie nicht wissen, wie Sie sie in eine Mahlzeit einbauen können - halten Sie einfach Dosenbohnen bereit und fügen Sie eine Handvoll davon Ihrem Salat oder Ihrer Reisschüssel hinzu. Kidneybohnen, Pintobohnen und rote Bohnen sind besonders gut geeignet, um das Herz gesund zu erhalten.

Lebensmittel, die Entzündungen bekämpfen

Wie oben erwähnt, gibt es keine direkte Heilung für Arthritis, und es geht nur darum, einen gesunden Lebensstil zu führen, der Ihre Ernährung, Bewegung und ggf. Medikamente einschließt. Forscher haben festgestellt, dass eine Ernährung, die einer mediterranen Diät ähnelt, tatsächlich sehr hilfreich ist, um Entzündungen zu bekämpfen. Diese Diät besteht aus viel Gemüse, Fisch und der Verwendung von Olivenöl anstelle einer anderen Art von Öl beim Kochen. Es gibt einige Lebensmittel, die sich als vorteilhaft erwiesen haben und die Symptome von Arthritis bekämpfen können. Wenn Sie diese zu Ihrer normalen Ernährung hinzufügen, können Sie Ihre Symptome lindern. Hier ist eine Liste für Anfänger, was Sie ausprobieren und einkaufen und in Ihre Mahlzeiten einbauen sollten!

Fisch: Wie bereits erwähnt, ist Fisch eine gute Alternative zu rotem Fleisch, insbesondere bei Patienten, die ebenfalls mit einem hohen Cholesterinspiegel oder einem Risiko für Herzerkrankungen kämpfen. Fisch enthält hohe Mengen an

Omega-3-Fettsäuren, die die Mengen an Interleukin-6 und C-reaktivem Protein (CPR) im Körper reduzieren. Diese beiden Proteine sind an der Entstehung von Entzündungen im Körper beteiligt. Die Forschung ermutigt Entzündungspatienten, zweimal wöchentlich mindestens 3 bis 4 Unzen Fisch zu essen. Ob Thunfisch, Sardinen, Lachs, Hering oder Makrele... suchen Sie sich eine Fischart aus, die Ihnen am besten schmeckt, und geben Sie ihr einen Platz auf Ihrem Wochenmenü. Gegrillt, geräuchert, gebraten... die Möglichkeiten sind endlos!

Bunte Früchte: Anthocyane sind Antioxidantien, die von Natur aus in bunten Früchten wie Himbeeren, Brombeeren, Kirschen und Erdbeeren vorkommen. Es kommt auch in hohen Mengen in Blattgemüse wie Brokkoli, Grünkohl und Spinat vor. Diese wirken auf natürliche Weise gegen Entzündungen im Körper. Achten Sie darauf, mindestens 2 bis 3 Portionen Obst und Gemüse am Tag zu verzehren. Es geht darum, eine Vielfalt dieser Früchte zu haben, damit Sie auf natürliche Weise so viele Antioxidantien wie möglich aufnehmen können. Die Wassermelone ist besonders vorteilhaft, weil sie Cholin enthält, einen Hemmstoff, der Entzündungszeichen im Netzwerk der weißen Blutkörperchen des Körpers blockiert.

Nüsse oder Samen: Nüsse sind großartige Snackartikel, die voller einfach gesättigter Fette sind, oder das "gute Fett", das Entzündungen im Körper bekämpft. Darüber hinaus sind sie voller Ballaststoffe und sehr sättigend. Sie sind eine großartige Ergänzung zu Ihrer Ernährung, besonders wenn Sie versuchen, die Menge, die Sie über den Tag verteilt essen, zu reduzieren. Das kann Sie satt machen, Entzündungen bekämpfen und Ihnen sogar helfen, ein paar Pfunde zu verlieren! Es gibt eine Menge gesunder Optionen für Nüsse, also stöbern Sie im Snack-Bereich und sehen Sie nach, welche Ihre Lieblingsspeisen sind. Es gibt Walnüsse, Pistazien, Mandeln oder eine gesunde Mischung aus all dem oben genannten! Stellen Sie sicher, dass Sie natürliche Nüsse ohne jegliche Zusatzstoffe, Zucker oder Salz pflücken, die den Zweck eines solch gesunden Snacks zunichte machen würden. Versuchen Sie, eine Handvoll Nüsse pro Tag zu essen, um Entzündungen zu bekämpfen und Ihren "guten" Cholesterinspiegel zu erhöhen.

Bohnen: Bohnen sind eine weitere Substanz, die von Natur aus entzündungshemmende Verbindungen enthält und mit Antioxidantien versetzt ist. Und sie sind auch sehr kosteneffizient! Sie können sie bereits in Dosen zubereitet kaufen oder eine große Tüte kaufen, die Sie in Ihrer Speisekammer aufbewahren können. Sie sind vollgepackt mit vielen Nährstoffen wie Folsäure, Eiweiß, Eisen, Kalium und auch Zink. Es gibt auch viele Sorten, so dass Sie sich aussuchen können, welche Sie bevorzugen. Schwarze Bohnen, Pintobohnen, Kichererbsen, rote Kidneybohnen... wir hoffen, dass Sie einen Favoriten haben, den Sie mindestens zweimal pro Woche in Ihre Ernährung aufnehmen können.

Olivenöl: Es gibt einen Grund, warum Olivenöl manchmal als "Nektar der Götter" bezeichnet wird. Es enthält herzgesunde, einfach gesättigte Fette und Tonnen natürlicher Antioxidantien, die Entzündungen im Körper verringern. Schon wenige Teelöffel, die beim Kochen verwendet werden, können ausreichen, um die Vorteile dieses wunderbaren Öls zu nutzen. Natives Olivenöl extra wird weniger verarbeitet und enthält sogar mehr Nährstoffe als herkömmliches Olivenöl. Es kann allerdings teuer sein, so dass Sie es für die Verwendung auf Salaten als Dressing oder in Suppen aufheben können. Sie wollen sicher sein, dass Sie bei der Einnahme von Olivenöl die Temperatur niedrig oder auf Zimmertemperatur halten. Hohe Hitze zerstört die Struktur der Polyphenole im Öl oder die natürlichen Verbindungen, die die beschriebenen gesundheitlichen Vorteile hervorrufen. Vermeiden Sie es, es zum Frittieren oder Backen zu verwenden, aber achten

Sie darauf, dass Sie es in Ihre Salatdressings einarbeiten oder vor einer Mahlzeit etwas zu Ihren Nudeln hinzufügen.

Ballaststoffe: Ballaststoffe sind eine weitere hervorragende Quelle, die Entzündungen im Körper reduzieren. Sie senken die Menge der C-reaktiven Proteine (CPR) im Blutkreislauf (dies ist eines von vielen Proteinen, die Entzündungen verursachen). Die Forschung hat herausgefunden, dass die Aufnahme von Ballaststoffen über die Nahrung besser zur Senkung der CPR-Werte beiträgt als die bloße Einnahme von Gegenpräparaten. Aus diesem Grund ist es wichtig, dass die Patienten eine ballaststoffreiche Ernährung haben. Egal, ob sie aus Gemüse (wie Kartoffeln, Sellerie oder Karotten), Obst (Bananen, Äpfel und Orangen) oder aus Vollkorn (wie Haferflocken oder ballaststoffreiches Getreide) stammen, stellen Sie sicher, dass Sie eine ballaststoffreiche Ernährung haben. Sie können Ihren Arzt auch um eine Ballaststoffergänzung bitten, wenn Sie das Gefühl haben, nicht genug zu essen.

Zwiebeln: Lauch, Zwiebeln, Knoblauch und Frühlingszwiebeln... all diese Mitglieder der Lauch-Familie stehen in Zusammenhang mit der Senkung der Entzündung im Körper. Zwiebeln enthalten Quercetin, eine Verbindung, die die Histamine hemmt, die Entzündungen verursachen, wie z.B. wenn Sie einen Allergieanfall haben und Ihre Lungen sich entzünden. Sie sind vollgepackt mit nützlichen Antioxidantien und haben viele gesundheitliche Vorteile. Sie reduzieren nicht nur die Entzündung, sondern senken auch das Risiko von Herzerkrankungen und senken den LDL-Spiegel, das "schlechte" Cholesterin im Körper. Versuchen Sie, Zwiebeln in Ihre Mahlzeiten zu integrieren, sei es, dass Sie sie in Würfel schneiden und in Ihr Gemüse geben, sie mit Ihrem Fleisch grillen oder sie in Ihre Nudeln oder Sandwiches einarbeiten. Wenn

Sie rohe Zwiebeln nicht mögen, können Sie sie immer mit ein wenig Würze anbraten - aber lassen Sie Salz und Öl weg!

Mäßig trinken: Man nimmt an, dass Resveratrol, eine Verbindung, die in Rotwein enthalten ist, entzündungshemmende Wirkung hat. Sicher, vielleicht kann ein Glas Rotwein hin und wieder eine medizinische Wirkung haben. Aber es ist wichtig, daran zu denken, dass Menschen mit rheumatischer Arthritis ihren Alkoholkonsum einschränken sollten, insbesondere mit höher dosierten Medikamenten. Wenn Sie trinken, sollten Sie unbedingt mit Ihrem Arzt darüber sprechen, wie viel Sie trinken und ob es mit den Medikamenten, die Sie einnehmen, in Ordnung ist.

Vermeiden Sie verarbeitete Lebensmittel: Wir alle wissen, dass Kartoffelchips und andere Snacks im Junk-Food-Gang köstlich sind, aber die Wahrheit ist, dass diese Snacks Ihnen nicht helfen, eine Entzündung zu lindern. Tatsächlich kann das zusätzliche Salz in Chips und anderen Snacks Entzündungen im Blutkreislauf hervorrufen, wenn Ihr Körper mit der Verarbeitung des erhöhten Natriumgehalts kämpft. Tatsächlich zeigte eine Studie der Universität Yale im Jahr 2013 ein erhöhtes Risiko für rheumatische Arthritis, wenn sie anfälliger für eine salzige Ernährung sind. Diese Studie muss noch durch weitere Untersuchungen bestätigt werden, aber jeder Arzt kann bestätigen, dass zusätzliches Salz nicht gut für den Körper ist. Eine Zunahme von verarbeiteten Lebensmitteln kann zu einer Gewichtszunahme führen, die Ihre Symptome verstärken kann, wenn sich Ihr Körper an die mehr Pfunde, die Sie tragen, anpasst. Ein paar Pfunde zuzunehmen mag für Sie nicht drastisch klingen, aber die Gelenke des Körpers müssen das neue Gewicht über kompensieren. Vermeiden Sie diese verarbeiteten Lebensmittel und versuchen Sie, sich an gesunde Snacks wie Nüsse und Vollkornmüsli zum Naschen zu halten.

Nahrungsmittel, die das Immunsystem stärken

Wenn Sie sich mit Dingen beschäftigen, die Ihr Immunsystem stärken, finden Sie hier einige Lebensmittel, von denen die Forscher herausgefunden haben, dass sie einen gesunden Nutzen haben! Es hilft immer, Ihr Immunsystem zu stärken und gibt Ihnen eine bessere Chance, Infektionen zu bekämpfen. Es gibt zwar viele rezeptfreie Nahrungsergänzungsmittel, aber hier sind einige Artikel, die Sie Ihrer Ernährung hinzufügen können, um die gleichen Vorteile zu erzielen.

Zitrusfrüchte: Umfangreiche Untersuchungen haben gezeigt, dass diese Obstfamilie mit hohen Mengen an Vitamin C belastet ist. Dies ist besonders für das Immunsystem notwendig, da Vitamin C die Produktion der weißen Blutkörperchen erhöhen soll. Weiße Blutkörperchen? Nun, das sind die ersten "Soldaten" in der Verteidigungslinie Ihres Immunsystems, die Sie vor Infektionen schützen. Beliebte Zitrusfrüchte sind Grapefruits, Orangen, Mandarinen und Clementinen. Vergessen Sie auch nicht, wann immer Sie können, beim Kochen natürlichen und organischen Limetten- und Zitronensaft zu verwenden, im Gegensatz zu denen aus Konzentrat.

Paprikaschoten: Hier ist eine lustige Tatsache - eine Unze Paprika enthält doppelt so viel Vitamin C wie eine Unze Früchte aus der Familie der Zitrusfrüchte! Etwas an der Farbe, die diesem Pfeffer seine rote Qualität verleiht, liefert ihm auch eine erstaunliche Menge an Vitamin C. Diese Paprika ist außerdem mit Beta-Carotin versetzt, das Ihre Haut und Ihre Augen gesund hält. Mit einer schönen Auswahl an Farben sind diese Paprikas hervorragend geeignet, um sie Ihrem Salat oder Ihren Sklaven hinzuzufügen. Sie fügen Ihrem Essen etwas Farbe hinzu und geben Ihnen auch große gesundheitliche Vorteile!

Joghurt: Joghurt ist eine natürliche Quelle von Probiotika oder "guten" Bakterien, die in Ihrem Darm leben und die Verdauung von Lebensmitteln fördern. Nicht nur das, sondern es wirkt auch zur Stärkung der Immunität. Sie wollen sicher sein, dass Sie stark gesüßte Joghurts vermeiden, weil diese die positiven gesundheitlichen Vorteile zunichte machen. Versuchen Sie, Joghurts mit weniger Zusatzstoffen zu finden, und seien Sie vorsichtig bei Joghurts, die mit Obst verpackt sind. Sie können jederzeit Ihr eigenes Obst oder Müsli beifügen, um sicher zu sein, dass Sie alle gesundheitlichen Vorteile erhalten!

Ingwer: Ingwer wirkt entzündungshemmend und eignet sich hervorragend zur Linderung von Halsschmerzen oder geschwollenen Drüsen, wenn Sie eine Erkältung bekämpfen. Stellen Sie sich einfach vor, dass Sie eine heiße Tasse Ingwertee trinken, wenn Sie mit Fieber zu Hause sind! Es wurde auch festgestellt, dass er Übelkeit und Cholesterin senken kann. Wenn Sie nicht in der Lage sind, ein Stück Ingwer roh zu essen, halten Sie einen Fleischwolf oder eine Nudelwurst bereit, damit Sie zumindest etwas davon über Ihre Nudeln oder Salate streuen können. Forscher an der Universität von Wisconsin fanden einige andere Gewürze, die ebenfalls entzündungshemmende Eigenschaften haben - Oregano, Nelken, Muskatnuss und Rosmarin. Wenn Sie bereits ein großer Gewürzliebhaber sind, versuchen Sie, mehr davon in Ihre Rezepte einzubauen. Wenn Sie ein Neuling sind, der einfach nur die gesundheitlichen Vorteile nutzen möchte, experimentieren Sie mit diesen neuen Geschmacksrichtungen in Ihren Mahlzeiten. Vielleicht finden Sie auch etwas Leckeres und Gesundes!

Huhn oder Pute: Neben all den anderen gesundheitlichen Vorteilen von weißem Fleisch gegenüber rotem Fleisch enthalten Huhn und Pute auch hohe Mengen an B-6-Vitaminen. Nur 3 Unzen weißes Fleisch enthält fast die Hälfte der empfohlenen Tagesmenge! Dieses Vitamin ist ein sehr wichtiger Teil der chemischen Reaktionen, die im Immunsystem ablaufen, um neue rote Blutkörperchen zu bilden und diese gesund zu erhalten. Hühnerbrühe oder -suppe, die aus kochenden Hühnerknochen hergestellt wird, enthält auch Nährstoffe, die die Immunität unterstützen. Es gibt einen Grund, warum man sagt, dass Hühnersuppe die beste Medizin ist!

Schalentiere: Zink ist ein wichtiger Mineralstoff, den unser Körper benötigt, um unsere Immunzellen zu instruieren, wie sie funktionieren und welche Infektionen sie bekämpfen sollen. Es ist auch sehr wichtig für die Heilung offener Wunden! Schalentiere sind eine Kategorie von Meeresfrüchten, zu denen Hummer, Muscheln, Miesmuscheln und Krebse gehören. Denken Sie daran, dass Sie Schalentiere in moderaten Dosen haben möchten. Zu viel Zink im Blutkreislauf kann die Funktion des Immunsystems hemmen. Männer sollten etwa 11 Milligramm pro Tag und Frauen 8 Milligramm pro Tag zu sich nehmen.

Tee: In einer Harvard-Studie wurde festgestellt, dass Teilnehmer, die mindestens 5 Tassen schwarzen Tee pro Tag tranken, fast 10 Mal mehr Interferone (Proteine, die sich gegenseitig signalisieren, Viren zu bekämpfen) in ihrem Blutkreislauf hatten als Teilnehmer, die ein Placebo-Getränk tranken. L-Theanin ist eine Aminosäure, die in schwarzem und grünem Tee enthalten ist. Wenn Sie bereits ein begeisterter Teetrinker sind, versuchen Sie, sich an diese Art von Tee zu halten. Vergewissern Sie sich, dass Sie alle Nährstoffe aus dem Teebeutel herausholen, bevor Sie ihn wegwerfen!

Knoblauch: Knoblauch enthält von Natur aus den Inhaltsstoff Allicin, der Infektionen und Bakterien im Immunsystem des Körpers bekämpft. Eine Studie in Grossbritannien ergab, dass von

146 Personen, die über einen Zeitraum von 12 Wochen entweder Knoblauch oder ein Placebo erhielten, diejenigen, denen Knoblauch verabreicht wurde, um zwei Drittel weniger wahrscheinlich eine Erkältung bekamen. Versuchen Sie, eine oder zwei Knoblauchzehen in Ihre Mahlzeiten zu integrieren, auch wenn Sie sie zerkleinern und als Beilage darüber geben.

Eier: Wir wissen bereits, dass Eier eine wichtige Eiweißquelle sind, aber sie sind auch für ein gesundes Immunsystem notwendig. Eier sind reich an Vitamin D, das für Ihre Knochen wichtig ist. Ein Mangel an Vitamin D kann das Risiko von Infektionen der oberen Atemwege im Winter und sogar von Immunkrankheiten wie Diabetes erhöhen. Immunzellen verfügen sogar über Zellrezeptoren, die ständig auf der Suche nach Vitamin D im Blutkreislauf sind! Sie können Vitamin D zwar auch durch Sonneneinstrahlung erhalten, aber es ist wichtig, dass Sie viele Nahrungsmittel mit hohem Vitamin-D-Gehalt wie Fisch, Rindfleisch und Eier essen, damit Sie es auch im Winter in Ihre Ernährung aufnehmen. Versuchen Sie auch, auf eine mit Vitamin D angereicherte Milch umzustellen!

Fisch: Wir haben es immer wieder gesagt, aber es ist die Wahrheit - Fisch ist vollgepackt mit Tonnen von Omega-3-Fettsäuren, die das Immunsystem stärken und möglicherweise Symptome von Arthritis und Entzündungen lindern. Die Forschung hat herausgefunden, dass diese Fettsäuren die Lungen vor einer Erkältung stärken, Entzündungen reduzieren und sogar vor einer Grippe schützen können. Welche Art von Fisch Sie auch immer bevorzugen (und es gibt tonnenweise Fisch zur Auswahl!), Sie sollten mindestens zweimal pro Woche Fisch als Mahlzeit zu sich nehmen. Für Patienten mit hohem Cholesterinspiegel und Herzkrankheiten ist es auch eine gute Alternative zu rotem Fleisch.

Wenn Sie sich mehr darauf konzentrieren, welches Gemüse Sie kaufen sollten, hier sind einige großartige Vorschläge, die voller nützlicher Vitamine und Mineralien stecken. Sie könnten Ihnen sogar helfen, Ihr Immunsystem zu stärken, wenn Sie bereits mit einer Krankheit kämpfen oder einfach versuchen, diesen Winter keine Erkältung zu bekommen!

Brokkoli: Wir haben es von Kindheit an gehört, und das liegt daran, dass es die Wahrheit ist - Brokkoli ist gut für Ihr Immunsystem. Er enthält die Vitamine A, E, C, Ballaststoffe und natürliche Antioxidantien, die das Immunsystem stärken. Er enthält hohe Mengen an Sulforaphan, einem Antioxidans, das dafür sorgt, dass der NF-kB-Spiegel in Ihrem Blutkreislauf gesenkt wird. NF-kB ist für das Aufflammen von Entzündungen im Körper verantwortlich. Der Schlüssel zu den größten gesundheitlichen Vorteilen von Brokkoli ist, ihn so wenig wie möglich zu kochen. Wenn Sie ihn roh essen können - noch besser! Wenn nicht, braten Sie ihn mit einem Minimum an Öl und Gewürzen an. Andere Kreuzblütengemüse, die mit entzündungshemmenden Eigenschaften assoziiert werden, sind Rosenkohl, Kohl und Blumenkohl.

Süsskartoffeln: Statt der normalen braunen Schalenkartoffeln enthält die Süßkartoffel mehr Beta-Karotin, das Ihr Körper in Vitamin A umwandelt, das das Immunsystem unterstützt. Beta-Carotin-reiche Lebensmittel sind leicht an ihrem leuchtend orangefarbenen Pigment zu erkennen - Süßkartoffeln, Karotten, Kürbis und Melone. Alle sind großartige Quellen, die Ihrem Körper bei der Aufnahme von Vitamin A helfen, um Ihr Immunsystem zu unterstützen. Eine gute Möglichkeit, Ihre Süßkartoffeln zu genießen, ist es, sie mit anderen gesunden Nahrungsmitteln zu verzehren, wie z.B. einem Klumpen saurer Sahne, einem Spritzer Kurkuma-Gewürz, Kräutern und Zitronen- oder Limettensaft.

Spinat: Ein weiteres Gemüse, das manche von uns auf dem Tisch ihrer Kindheit verfolgt, Spinat ist vollgepackt mit viel Vitamin C und anderen Antioxidantien, die das Immunsystem bei der Bekämpfung von Infektionen unterstützen. Wie bei Brokkoli gilt: Je mehr man ihn roh verzehren kann, desto größer ist der gesundheitliche Nutzen. Wenn Sie ihn roh in Ihren Salat geben können, ist das die beste Option. Sie können ihn aber auch leicht anbraten und als Gemüsebeilage verwenden.

Champignons: Die Vorteile von Pilzen sind in den letzten Jahrzehnten immer bekannter geworden, und es ist eine wohlverdiente Ehre, die sie an der Salatbar bekommen. Zahlreiche Studien zeigen, dass Pilze die Produktion von weißen Blutkörperchen erhöhen, was sehr hilfreich ist, wenn man krank ist oder eine Krankheit oder Infektion bekämpft. Reishi, Maitake, Shiitake-Pilze und Portobello-Pilze sind nachweislich am besten geeignet, die Immunität zu stärken. Pilze sind kalorienarm, aber reich an Vitaminen, Lektinen und Phenolen - die alle zusammen gegen Entzündungen im Körper wirken. Ob auf der Pizza, als Beilage oder als Zutat zu Ihrer Pasta - nehmen Sie Pilze in Ihre Ernährung auf, wenn Sie die Vorteile, die sie bieten, nutzen können. Je weniger gekocht Sie sie essen können, desto besser ist es für Sie, ihre volle entzündungshemmende Wirkung zu erhalten.

Grünkohl: Es gibt einen Grund dafür, dass dieses Gemüse heutzutage überall zu finden ist! Grünkohl ist eine großartige Quelle für Vitamin A, das Ihr Immunsystem bei der Bekämpfung von Infektionen stärkt. Ob in einem Salat oder einem Smoothie oder einfach als Nachspeise in Ihrer Pasta, versuchen Sie, einige Portionen davon über die Woche hinweg in Ihre Ernährung aufzunehmen, um die empfohlene Vitamin-A-Zufuhr zu erhalten. Wie der oben erwähnte Spinat sind grüne Blattgemüse wie Grünkohl eine gute Quelle für entzündungshemmende Mittel. Ob

Sie also Spinat, Grünkohl, Mangold oder Rucola bevorzugen, nehmen Sie unbedingt einige dieser Grüngemüse in Ihre Ernährung auf!

Tomaten: Tomaten enthalten hohe Mengen an Lycopin. Es wurde festgestellt, dass Lycopin die Menge an Entzündungsproteinen im Blutkreislauf reduziert. In einer Studie aus dem Jahr 2014 wurde sogar festgestellt, dass Frauen, die regelmäßig Tomatensaft getrunken haben, ihr Entzündungsaufflackern verminderten. Hilfreicher als die Einnahme von Lycopin-Zusätzen ist die Einnahme von rohen Tomaten und Tomatenprodukten, um Entzündungen zu reduzieren. Es ist wichtig zu beachten, dass Lycopin ein fettlöslicher Nährstoff ist, was bedeutet, dass es vom Körper besser absorbiert wird, wenn es gleichzeitig mit etwas Fett gepaart wird. Tomaten eignen sich also hervorragend als Beilage zu käsigen Nudeln oder als Belag für Ihre Pizza!

Rüben: Die satte rote Farbe der Rüben ist auf den hohen Gehalt an Phytonährstoffen zurückzuführen, die das Gemüse enthält. Rüben haben einen hohen Gehalt an Mineralien und Vitaminen und enthalten die Aminosäure Betain. Betain hilft der Leberfunktion, entgiftet die Zellen von jeglichen Giftstoffen in der Umwelt und hilft den Zellen, ihre Gesundheit und normale Funktion im Immunsystem zu erhalten. Es wurde sogar festgestellt, dass sie den Körper vor Herzkrankheiten und Krebs schützen und als "Hirnnahrung" oder als ein Nahrungsmittel, das die Durchblutung des Gehirns fördert, angesehen werden. Versuchen Sie, Rüben in Ihren Salat zu integrieren und legen Sie sie in Ihre Gemüseschublade.

Soja: Tofu, Edamame und Sojamilch sind allesamt hervorragende Möglichkeiten, die gesunden Vorteile von Sojaprodukten zu absorbieren. Die in Sojaprodukten enthaltenen Isoflavone können mit einer geringeren Entzündung bei Patienten, insbesondere bei Frauen, in Verbindung gebracht werden. Soja trägt auch dazu bei, Knochen und Herz gesund zu erhalten. Versuchen Sie, Sojamilch bei der Herstellung von Smoothies zu verwenden, damit Sie die Vorteile von Sojamilch zusammen mit allen anderen Früchten und Gemüse, die Sie essen, genießen können.

Einkaufsführer

Welche Tipps können wir Ihnen also geben, um eine bessere Ernährung zu planen, die hoffentlich die Symptome von Arthritis und Entzündungen in Ihrem Leben verringern kann? Es ist wichtig, dass Sie wissen, welche Lebensmittel Sie in Ihrer Speisekammer vorrätig haben sollten und welche Arten von Lebensmitteln Sie ganz vermeiden sollten. Hier sind einige Tipps, die Ihnen beim Durchstöbern der Gänge im Lebensmittelgeschäft helfen können!

Frisches Obst und Gemüse: Wir haben an den vielen oben aufgeführten Beispielen gesehen, dass eine große Vielfalt an Obst und Gemüse es Ihnen ermöglicht, die meisten Vitamine und Mineralien in Ihrer Ernährung aufzunehmen. Versuchen Sie, frisches Obst und Gemüse zu finden. Wenn Sie sich keine Bioprodukte leisten können, ist das in Ordnung, aber versuchen Sie, ein paar Dinge aus biologischem Anbau zu kaufen, z.B. grünes Blattgemüse wie Grünkohl und Spinat oder weichfleischige Früchte, bei denen die Schale gegessen wird, wie Pfirsiche und Pflaumen. Unterschiedlich gefärbte Früchte haben auch unterschiedliche positive Eigenschaften, wie z.B. rotes Obst und Gemüse (Äpfel, rote Paprika, Erdbeeren), sowie dunklere Schalenfrüchte und Gemüse (Brombeeren, Auberginen, Blaubeeren), also stellen Sie sicher, dass Sie eine bunte Auswahl an Artikeln in Ihrem Warenkorb haben!

Huhn und Truthahn: Diese Geflügelartikel sind großartige Alternativen zu rotem Fleisch, insbesondere für Patienten, die möglicherweise bereits mit einem hohen Cholesterinspiegel oder einer Herzerkrankung kämpfen. Versuchen Sie, frische Stücke zu finden und vermeiden Sie verarbeitete oder vorgefertigte Tiefkühlgerichte, die Konservierungsstoffe oder hohe Natriumwerte enthalten könnten.

Fisch: Die Vorzüge von Omega-3-Fettsäuren wurden in diesem Kapitel immer wieder gelobt, deshalb empfehlen wir Ihnen dringend, auf dieser Einkaufsreise Fisch zu kaufen! Ob Thunfisch, Makrele, Lachs oder Buntbarsch, erkunden Sie Ihre Möglichkeiten und Rezepte, damit Sie mindestens zweimal pro Woche Fisch in Ihre Mahlzeiten aufnehmen können.

Olivenöl: Die Vorteile des Olivenöls sind wie Ibuprofen, aber natürlich! Es hat sich herausgestellt, dass es Entzündungen verringert und Schmerzen lindert. Achten Sie darauf, dass Sie Olivenöl beim Kochen oder als Dressing für Salate und Nudeln verwenden. Versuchen Sie, Marken zu finden, die mit einem Gütesiegel wie dem nordamerikanischen Olivenölsiegel versehen sind. Wenn Sie auf weniger raffiniertes, extra natives Olivenöl schwimmen können, ist es sogar noch besser! Aber normales Olivenöl sollte zu einem Grundnahrungsmittel in Ihrer Speisekammer werden.

Weizenvollkorn und Getreide: Versuchen Sie, Vollkorngetreide ohne Natrium oder Zusatzstoffe zu finden. Achten Sie auch auf Getreide, das mit Eisen oder Ballaststoffen versetzt ist, damit Sie Ihre tägliche Aufnahmegrenze erreichen, ohne dass Sie die Nahrungsergänzungsmittel übernehmen müssen.

Joghurt und Milchprodukte: Trotz einiger Studien, die Milchprodukte als verschlimmerte Arthritis-Symptome haben, bieten Joghurt, Milch und Käse viele gesundheitliche Vorteile.

Ingwer und Knoblauch: Joghurt, Milch und Käse bieten viele gesundheitliche Vorteile: Wie oben erwähnt, sind Ingwer und Knoblauch zwei Substanzen mit natürlichen Inhaltsstoffen, die Entzündungen im Körper reduzieren. Versuchen Sie, diese beiden Nahrungsmittel in Ihre Ernährung aufzunehmen, sei es gehackter Knoblauch auf einem Salat oder zerdrückter Ingwer in Suppen oder Sklaven.

Säfte: Wie bereits erwähnt, wurden viele Gemüsesäfte mit einer verringerten Entzündung in Verbindung gebracht, wie z.B. Tomaten- und Rübensaft. Es ist wichtig, dass diese Säfte weniger Zucker und Zusatzstoffe enthalten. Sie sollten so viele organische Zutaten wie möglich verwenden. Ob Sie sie zu Hause herstellen oder im Lebensmittelgeschäft finden, achten Sie darauf, dass das Obst oder Gemüse so rein wie möglich bleibt.

Teesorten: Grüner Kräutertee hat sich als antioxidativ und entzündungshemmend erwiesen. Eine Studie an der Washington State University ergab, dass ein Molekül in grünem Tee gegen ein entzündungsförderndes Protein wirkt, das in hohen Mengen bei Patienten mit rheumatischer Arthritis gefunden wird. Es ist wichtig zu beachten, dass grüner Tee Spuren von Vitamin K enthält, das Blutverdünnern entgegenwirken kann. Wenn Sie Blutverdünner einnehmen, ist es wichtig, dass Sie mit Ihrem Arzt sprechen, bevor Sie grünen Tee in Ihre Ernährung aufnehmen.

Vermeiden Sie verarbeitete zuckerhaltige Lebensmittel: Tut mir leid, aber Junk Food muss im Laden bleiben! Wenn Sie versuchen, einen gesunden Lebensstil beizubehalten und den Gewichtsverlust zu fördern, sollten Sie sich von verarbeiteten

Snacks fern halten, die mit Zucker oder Maissirup beladen sind. Versuchen Sie, Alternativen zu finden, die unter "gesundes Naschen" fallen, wie z.B. Linsenchips oder salzfreies Popcorn.

Kapitel 7: Entzündungshemmende Getränke und Smoothies

Wie im vorigen Kapitel besprochen, können viele Lebensmittel, insbesondere Obst und Gemüse, die Symptome von Entzündungen und Arthritis bekämpfen. Es geht darum, Ihre Ernährung auf eine gesunde Ernährung mit vielen guten Fetten und einer Vielzahl von Vitaminen und Mineralien umzustellen. Sie sollten auch darauf achten, dass Sie Transfette, Alkohol und Zucker vermeiden, die Entzündungserscheinungen verursachen können. Sie möchten mehr Nahrungsmittel in Ihre Ernährung aufnehmen, die mit Ihrer Verdauung übereinstimmen und die bei der Bekämpfung von Entzündungen hilfreich sind.

Smoothies sind eine gute Möglichkeit, viele Vitamine und Mineralien in einer Tasse zu verpacken. Sie sind leicht herzustellen und auch unterwegs leicht einzunehmen! Das Sammeln der richtigen Zutaten ist einfach, solange Sie sie bereits in Ihrem Kühlschrank und Ihrer Speisekammer vorrätig haben. Da kommt der hilfreiche Einkaufsführer im vorigen Kapitel gerade recht! Um es sich inmitten eines vollen Terminkalenders noch einfacher zu machen, können Sie die Zutaten sogar portionieren und in gefriersicheren Beuteln aufbewahren, so dass es so einfach ist wie das Ausgießen und Mischen Ihres Smoothie.

Sie möchten Ihre Getränke mit vielen der von uns erwähnten Zutaten verpacken, die Entzündungszeichen bekämpfen können. Hier sind einige Zusätze, die gut in Smoothies passen, um Ihnen und Ihrer Gesundheit weiter zu helfen.

Kurkuma: Dieses asiatische Gewürz ist in den letzten Jahren im Westen wegen seiner enormen gesundheitlichen Vorteile sehr beliebt geworden. Es ist dafür bekannt, dass es chronische

Entzündungen im Körper reduziert, indem es die Chemikalien blockiert, die das Auftreten von Entzündungen auslösen. Schon ein Teelöffel dieses Gewürzes reicht aus, um die Vorteile zu nutzen, und es verleiht Ihren Getränken eine leuchtend gelbe Farbe! Das ist auf ein Pigment namens Kurkuma zurückzuführen, das in Kurkuma enthalten ist.

Ingwer: Dies ist eine weitere Substanz, die Entzündungen reduziert. In einem morgendlichen Smoothie klingt sie vielleicht nicht so schmackhaft, aber schon die Zugabe von ein paar kleinen Stücken Ingwer kann eine positive Wirkung haben. Versuchen Sie, ihn mit anderen kräftigen Zutaten zu mischen, z.B. mit Früchten, die natürlichen Zucker enthalten, oder mit Sojamilch, die den Geschmack überdecken kann. Möglicherweise müssen Sie einige Experimente machen, um die richtige Geschmacksbalance zu finden, aber lassen Sie diese Zutat nicht aus!

Beeren: Diese sind perfekt für einen Smoothie und wirken auf natürliche Weise gegen Entzündungen im Körper. Vollgepackt mit natürlichen Antioxidantien und Tonnen von Vitaminen und Mineralien, es gibt so viele, aus denen Sie je nach Ihrem Lieblingsgeschmack wählen können! Blaubeeren, Erdbeeren, Himbeeren... sogar Kirschen und Granatapfelkerne sind eine großartige Ergänzung zu jedem Smoothie. Und sie sind von Natur aus süß, so dass Sie auf jeglichen Zucker verzichten können, den Sie hinzugefügt hätten!

Chia-Samen: Diese kleinen Kerne sind in letzter Zeit der Star in vielen Gerichten geworden. Trotz ihrer Größe sind sie vollgepackt mit Omega-3-Fettsäuren, die Entzündungen im Körper bekämpfen. Wenn wir die Menge der Fettsäuren erhöhen, die wir essen, können wir hoffentlich eine Verringerung der Entzündung erreichen. Nehmen Sie unbedingt eine Handvoll davon in Ihren

Smoothie. Sie sind meistens geschmacklos, so dass Sie nicht einmal merken, dass sie da sind!

Die Grünen: Spinat, Grünkohl, Mangold... ja, ein grüner Smoothie ist gleichbedeutend mit einem gesunden Smoothie, denn es ist die Wahrheit! Sie sind reich an Antioxidantien und Enzymen, die in Ihren Blutkreislauf gelangen und entzündungsauslösende Moleküle abbauen. Je roher Ihre Grünen verbraucht werden, desto wirksamer sind sie. Achten Sie darauf, dass eine Tasse Grünzeug in Ihrem Smoothie die beste Art der täglichen Einnahme ist. Grünkohl gilt als Supernahrungsmittel, weil er einen hohen Gehalt an so vielen Vitaminen und Mineralien wie Riboflavin, Eisen, Magnesium und den Vitaminen A, K, B6 und C aufweist. Experimentieren Sie, welche Kombinationen und Mengen für Sie am besten geeignet sind und wie Sie sie mit einer Mischung aus anderem Obst und anderen Gemüsesorten kombinieren können.

Äpfel: Obwohl Äpfel manchmal nach anderen süßeren Früchten durchsucht werden, wurden rote Äpfel erforscht und es wurde festgestellt, dass sie Antioxidantien in der Schale haben, die als natürlicher Entzündungshemmer wirken. Studien haben sogar ergeben, dass Menschen, die drei bis fünf Äpfel pro Woche essen, ein geringeres Risiko haben, Asthma zu entwickeln, das eine Entzündungserkrankung ist. Sie können grüne Äpfel verwenden, wenn Sie die Herbheit bevorzugen, aber vergessen Sie nicht, einige Apfelscheiben in Ihren Smoothie zu legen, um alle Nährstoffe zu erhalten!

Ananas: Diese köstliche tropische Frucht ist reich an Vitamin C und einem Enzym namens Bromelain. Dieses Enzym verdaut andere Proteine, wie z.B. diejenigen, die im Körper Probleme verursachen, indem sie Entzündungen hervorrufen! Es kann Schwellungen, Schmerzen und Blutergüsse im Körper reduzieren und Ihnen Arthritis und Sehnenentzündungen lindern. Wenn Sie das frisch finden können, ist es eine großartige Ergänzung, die Sie in Ihre Smoothies einarbeiten sollten - für die Gesundheit und den Geschmack! Wenn nicht, können Sie ihn immer in der Dose finden, aber stellen Sie sicher, dass Sie das Etikett lesen und denjenigen mit dem geringsten Anteil an künstlichem Zucker finden.

Nüsse: Wenn Sie Ihren Smoothie zubereiten, sollten Sie unbedingt eine Handvoll Nüsse hinzufügen. Mandeln haben einen hohen Anteil an ungesättigten Fettsäuren, die die Gelenke geschmiert halten. Walnüsse enthalten auch ähnliche Fettsäuren, die Säuren freisetzen, um den Körper vor Knochenschwund zu schützen. Walnüsse hemmen die Produktion von Neurotransmittern, die Schmerzen und Entzündungen verursachen. Achten Sie darauf, dass Sie rohe Nüsse hinzufügen und keine salzige oder zuckerhaltige Sorte.

Kiwi: Eine Frucht, der nicht allzu viel Aufmerksamkeit geschenkt wird. Neuere Forschungen haben gezeigt, dass Kiwis voller Antioxidantien und entzündungshemmender Proteine sind. Sie sind reich an Ballaststoffen, Vitamin E, Kalium, Vitamin K und so vielem anderen! Sie sind eine säuerliche und herbe Frucht. Wenn Sie sie also nicht roh essen können, ist es großartig, sie mit anderen Zutaten in Ihre Smoothies zu geben, um den Geschmack auszugleichen oder zu verbergen.

Hier sind einige großartige Rezepte, die Ihnen den Einstieg in die Herstellung von Smoothies erleichtern! Das Tolle an Smoothies ist, dass sie so vielseitig sind und man die Zutaten leicht wechseln kann. Wenn Sie keine Blaubeeren bevorzugen, probieren Sie eine andere Beere wie Brombeeren. Wenn Sie keine Pistazien mögen, probieren Sie stattdessen Walnüsse. Diese Rezepte sind für die

Zubereitung von 1 Portion, wenn Sie also Gäste haben, können Sie sie gerne verdoppeln!

Griechischer Joghurt-Smoothie: Dieser Smoothie ist mit Proteinen gefüllt, so dass er sich perfekt als Nach-Workout-Behandlung eignet, wenn der Körper nach Proteinen zum Muskelaufbau sucht. Er ist auch sehr sättigend, so dass er sogar das Abendessen ersetzen kann, wenn Sie versuchen, Gewicht zu verlieren und einen gesünderen Lebensstil zu führen. Wie bereits erwähnt, können Sie die Beeren verwenden, die Sie bevorzugen. Und wenn Sie ein anderes Blattgrün haben, das Ihnen besser gefällt, können Sie den Spinat gegen Grünkohl austauschen.

- ⊠ .25 Becher griechischer Joghurt, ohne Zusätze
- ⊠ 1 Tasse Nussmilch, wie Cashew, Mandeln oder Soja
- ⊠ .25 Becher Babyspinat
- ⊠ .25 Tasse Blaubeeren
- ⊠ 2 Esslöffel Erdnussbutter
- ⊠ .25 Teelöffel Zimt
- ⊠ ein paar Eiswürfel

Erdbeer-Rot-Smoothie: Dieser Smoothie ist vollgepackt mit süßen und säuerlichen Zutaten, die mit Vitaminen und Mineralien angereichert sind. Die schöne rote Farbe lässt ihn schon jetzt köstlich aussehen!

- ⊠ .5 Tasse rote Rüben, geschält und gehackt
- ⊠ ein kleines Stück Ingwer, geschält
- ⊠ .75 Tasse Preiselbeersaft
- ⊠ .75 Tasse Erdbeeren
- ⊠ eine Prise Zimt
- ⊠ 1 Esslöffel Bio-Honig
- ⊠ ein paar Eiswürfel, wenn Sie es vorziehen!

Tropischer Sommer-Smoothie: Dieser Smoothie ist ein wunderschönes Gelb und so lecker, dass Sie sich nicht einmal daran erinnern werden, wie gut er für Ihre Gesundheit ist! Mit köstlichen tropischen Früchten ist er der beste Leckerbissen, besonders an einem heißen Sommertag.

- ☒ 1 Tasse Mango, frisch oder gefroren
- ☒ 1,5 Tasse kaltes Wasser
- ☒ ein paar Eiswürfel
- ☒ 1 Teelöffel Kurkuma
- ☒ ein kleines Stück Ingwer, geschält
- ☒ 1 Tasse Ananas, frisch oder gefroren
- ☒ .5 Teelöffel Kokosnussöl

Süßkartoffel-Smoothie: Sowohl Spinat als auch Süßkartoffeln sind gesundes Gemüse, das Entzündungen reduzieren kann. Sie sind auch eine großartige Quelle für Magnesium. Ein Magnesiummangel kann zu Muskelkrämpfen führen.

- ☒ .5 Tasse Süßkartoffel, gekocht
- ☒ .5 Tasse Mandelmilch
- ☒ .5 Teelöffel Vanille-Extrakt
- ☒ eine Handvoll Babyspinat
- ☒ 1 Teelöffel Honig
- ☒ eine Prise Zimt
- ☒ ein kleines Stück Ingwer, geschält
- ☒ eine halbe Banane

Ananas-Kurkuma-Smoothie: Kombiniert mit Kurkuma und Ingwer ist dieser Frucht-Smoothie ein wirkungsvolles Mittel gegen Entzündungen - und er ist köstlich! Versuchen Sie, die frischesten Früchte zu finden, die Sie finden können, aber wenn das nicht möglich ist, können Sie gerne mit Ersatzstoffen experimentieren.

- ⊠ ein kleines Stück Ingwer, geschält
- ⊠ 1 Teelöffel Kurkuma
- ⊠ .5 Tasse Ananas
- ⊠ .5 Tasse Mango
- ⊠ .5 Tasse Kokosnussmilch
- ⊠ .5 Teelöffel Vanille-Extrakt
- ⊠ eine Prise Kardamompulver (oder Zimt, wenn Sie es nicht haben!)

Avocado-Citrus-Smoothie: Avocados sind ein Supernahrungsmittel und enthalten hohe Mengen an Folsäure, Vitamin C, Vitamin E und mehr als ein Dutzend anderer Nährstoffe! Da auch einige Zitrusfrüchte hinzugefügt wurden, ist dieser Smoothie mit Tonnen von Vitamin C gefüllt.

- ⊠ 1 in Stücke geschnittene Avocado
- ⊠ Saft von 1 kleinen Orange
- ⊠ Saft von 1 kleinen Zitrone
- ⊠ .5 Teelöffel Vanille-Extrakt
- ⊠ 1 Tasse Milch Ihrer Wahl
- ⊠ 1 Banane
- ⊠ ein paar Eiswürfel

Karotten-Ingwer-Smoothie: Dieser Smoothie ist vollgepackt mit Tonnen von Inhaltsstoffen zur Bekämpfung von Entzündungen sowie mit viel Vitamin C. Er ist voller Antioxidantien und erfüllt einige Ihrer Obst- und Gemüseportionen für den Tag.

- ⊠ .5 Tasse kaltes Wasser
- ⊠ ein kleines Stück Ingwerwurzel

- ☒ Saft von 1 kleinen Zitrone
- ☒ 1 Teelöffel Kurkuma
- ☒ .5 Tassenmöhren, geschält und gehackt
- ☒ .5 Tasse Ananas, frisch oder gefroren
- ☒ .5 Tasse Milch Ihrer Wahl
- ☒ 1 große reife Banane

Kiwi-Ingwer-Smoothie: Dieser Smoothie glänzt durch die Heilkraft von Kiwis, von denen man annimmt, dass sie entzündungshemmende Proteine haben. Es ist eine spritzige Frucht, also fühlen Sie sich frei, eine Handvoll Beeren oder einen Teelöffel Honig hinzuzufügen, wenn Sie das Gefühl haben, dass Sie den Geschmack versüßen müssen. Durch die Zugabe von Nüssen erhalten Sie auch einen Schub an gesundem Fett und Proteinen!

- ☒ 2 Kiwis, geschält und gehackt
- ☒ 1 reife Banane
- ☒ ein kleines Stück Ingwerwurzel
- ☒ 4 Esslöffel Cashewnüsse
- ☒ .5 Tasse Wasser
- ☒ ein paar Eiswürfel
- ☒ 1 Teelöffel Chiasamen

Erdbeer-Mandel-Smoothie: Ein einfacher Smoothie, der aus Beeren und Mandeln besteht, ist eine großartige Möglichkeit, die tägliche Obstzufuhr und einige "gute" Fette mit einer Handvoll Nüsse zu bekommen! Mandelmilch ist eine großartige Milch, weil sie voller Nährstoffe ist und mehr Geschmack als normale Milch bietet.

- ☒ .5 Tasse Erdbeeren
- ☒ 1 Tasse Mandelmilch, ungesüßt
- ☒ .5 Tasse Orangensaft, natürlich

- ☒ .5 Becher Joghurt, keine Zusätze

Kokosnuss- und Ingwer-Smoothie: Wie wir im vorigen Kapitel erklärt haben, ist Ingwer für seine medizinischen entzündungshemmenden Eigenschaften bekannt. Er kann Übelkeit und Verdauungsprobleme bekämpfen und soll sogar das Wachstum von Krebszellen stoppen! Dies ist ein großartiger und einfacher Smoothie, um eine gesunde Portion Ingwer zu bekommen.

- ☒ 1 reife Banane
- ☒ .5 Tasse Kokosnussmilch
- ☒ eine Prise Zimt
- ☒ eine Prise Muskatnuss
- ☒ 5-10 wenige Stücke Ingwerwurzel, jeweils etwa ein Zoll, wie viele, hängt davon ab, wie stark der Geschmack ist, den Sie mögen

Gurke-Ananas-Smoothie: Ananas ist reich an Bromelain, das untersucht und als entzündungs- und schmerzhemmend befunden wurde. Mit einem Hauch von Zimt zur Regulierung des Blutzuckers ist dies ein großartiger Geschmackserlebnis.

- ☒ .5 Tasse Ananasstücke
- ☒ 2 kleine Gurken, geschält und gewürfelt
- ☒ .5 Teelöffel Zimtpulver
- ☒ .5 Teelöffel Kurkumapulver

Grüner Heidelbeersaft: Dieser Smoothie besteht aus nur drei Zutaten, aber jede hat einzigartige Eigenschaften zur Bekämpfung von Entzündungen. Blaubeeren enthalten im Vergleich zu anderen Obst- und Gemüsesorten die meisten Antioxidantien, und Spinat hat einen hohen Folsäuregehalt!

- ⊠ 1 Tasse Heidelbeeren, frisch oder gefroren
- ⊠ .5 Tasse Fuji Äpfel, geschält und gehackt
- ⊠ 1 Tasse frischer Blattspinat
- ⊠ .5 Tasse kaltes Wasser
- ⊠ ein paar Eiswürfel

Wassermelone Smoothie: Dieser Smoothie eignet sich perfekt als sommerlicher Genuss. Obwohl die Wassermelone hauptsächlich aus Wasser besteht, ist sie mit einem starken Antioxidans namens Lycopin gefüllt. Lycopin wirkt zum Schutz der Haut und der inneren Organe und reduziert Entzündungen im Körper, indem es die Ionen freier Radikale neutralisiert. Andere Nährstoffe blockieren das Enzym, das Schmerzen und Entzündungen im Körper verursacht. Achten Sie darauf, die reifste Wassermelone zu pflücken, die Sie finden können, damit Sie alle Nährstoffe erhalten, die Sie bekommen können!

- ⊠ 3 Tassen Wassermelone, Haut und Kerne entfernt, in Stücke geschnitten
- ⊠ 7-8 kleine Basilikumblätter, frisch (bei größerer Größe weniger verwenden)
- ⊠ Saft einer halben LimetteSchlussfolgerung

Danke, dass Sie bis zum Ende der Arthritis-Diät durchgehalten haben! Wir hoffen, dass durch die Lektüre dieses Buches einige Ihrer Fragen zu Arthritis und Entzündungen beantwortet wurden. Es handelt sich um ernste Leiden, mit denen Millionen von Menschen täglich leben, insbesondere ältere Menschen. Die Anpassung des Lebens an diese Krankheit und die damit einhergehenden ständigen Schwellungen oder Schmerzen können verheerend sein. Der Versuch, einen aktiven Lebensstil beizubehalten, wenn man vorher einen hatte, kann zur Herausforderung werden. Ob Sie einfach nur nach mehr

Informationen über diese Krankheiten gesucht haben oder sich über die Ursachen dafür wundern, wir hoffen, dass dieses Buch Ihnen aufschlussreiche Antworten gegeben hat. Es ist wichtig zu beachten, dass trotz vieler möglicher Ursachen für Arthritis wie Familiengeschichte, Wahl des Lebensstils und Fettleibigkeit die Mehrheit der Forscher glaubt, dass Arthritis eine Krankheit ist, der der menschliche Körper letztendlich erliegt, egal wie gesund oder aktiv man ist. So ist der menschliche Körper einfach aufgebaut. Mit der Zeit beginnen Knorpel und Gelenke aufgrund des Körpergewichts und der Aktivitäten des Körpers abzubauen.

Bevor Sie Ihre Bewegung oder Ernährung ändern, sollten Sie mit Ihrem Hausarzt über Ihre Arthritis Schmerzen sprechen. Er kann Ihnen andere Vorschläge machen oder Sie auf Konflikte bezüglich der Medikamente aufmerksam machen, die Sie einnehmen. Die Umstellung auf eine vegane oder vegetarische Ernährung ist ebenfalls eine große Veränderung, und Sie sollten einen Arzt konsultieren.

Wenn Sie sich für eine gesündere Ernährung und Mahlzeiten entscheiden wollen, um die Arthritis-Symptome zu lindern und Ihr Immunsystem zu stärken, haben wir hoffentlich einige gute Tipps für den Anfang gegeben. Wir haben eine große Liste von Lebensmitteln zusammengestellt, die Sie besser in Ihren Wochenplan integrieren können. Lebensmittel wie Fisch, Bohnen, Zitrusfrüchte und grünes Blattgemüse sollten einige Male pro Woche gegessen werden. Vor allem Obst und Gemüse sind sehr wichtig, und wenn man sie biologisch kaufen kann, ist es sogar noch besser. Blattgemüse wie Spinat und Grünkohl enthalten eine Vielzahl von Antioxidantien, die nachweislich die Proteine blockieren, die Entzündungen signalisieren. Auch das Hinzufügen von nur ein wenig gehacktem Knoblauch oder Ingwer zu Ihren Mahlzeiten kann hilfreich sein. Und vergessen Sie nicht das

Olivenöl! Dieses Öl hat bekanntermaßen arzneiähnliche Eigenschaften und sollte von Arthritis-Patienten bei der Zubereitung ihrer Mahlzeiten verwendet werden.

Wenn man über eine gesündere Arthritis-Diät spricht, ist es auch notwendig, die verarbeiteten, salzigen oder zuckerhaltigen Snacks zu schneiden. Das ist besonders wichtig, wenn Sie versuchen, Gewicht zu verlieren, um die Symptome der Arthritis zu lindern. Übergewicht übt Druck auf die Gelenke des Körpers aus, und dieser Stress beschleunigt den Prozess des Knorpelabbaus. Smoothies sind eine gute Möglichkeit, viele gesunde Inhaltsstoffe in ein Getränk zu packen, so dass Sie so viele Nährstoffe wie möglich in roher Form erhalten. Mit den richtigen Zutaten können sie auch sehr sättigend sein und Ihnen helfen, Ihr Zielgewicht zu halten, wenn Sie mit den Mahlzeiten Schwierigkeiten haben. Wir haben fast ein Dutzend Smoothie-Rezepte beigefügt, damit Sie sich den perfekten Leckerbissen für Ihr Geschmacksprofil aussuchen können!

Wir hoffen, dass dieses Buch Ihnen einige Ideen gegeben hat, wie Sie sich gesünder ernähren können, in der Hoffnung, Ihre Schmerzen und Entzündungen zu lindern!

Pflanzenbasierte Ernährung: Leitfaden für eine gesunde Ernährung und Für einen gesünderen Körper Auf Deutsch/ Plant-based nutrition: Guide to healthy eating and For a healthier body In German

Einführung

Herzlichen Glückwunsch zum Herunterladen von „Pflanzenbasierter Ernährung" und vielen Dank, dass Sie sich für dieses Buch entschieden haben.

Die typisch amerikanische Ernährung ist überhaupt nicht gesund. Viele Menschen essen viel zu viel verarbeitete Lebensmittel und Junk Food. Sie verbringen ihre Zeit damit, auszugehen und zu essen, anstatt zu Hause eine gesunde und leckere Mahlzeit zuzubereiten. Wenn sie zu Hause essen, genießen sie nur selten Lebensmittel, die voller Nährstoffe und gesunder Vitamine und Mineralien sind, die sie brauchen. Stattdessen konzentrieren sie sich darauf, schnell zubereitete Mahlzeiten zu essen, die ihre Gesundheit ruinieren, obwohl sie einfacher zuzubereiten sind.

Sogar einige populäre Diätpläne sehen eine ketogene Ernährung vor, obwohl eine solche kann gesundheitsschädlich sein. Studien haben seit langem gezeigt, dass diese Art der Ernährung zwar beliebt ist, aber mehr chronische Krankheiten verursachen und zu einer kürzeren Lebenserwartung führen wird. Was könnte die Lösung sein?

Eine Ernährung auf pflanzlicher Basis ist der einzige Plan, den Sie befolgen müssen, um die Risiken vieler chronischer Gesundheitsprobleme zu verringern und sicherzustellen, dass Sie mehr Energie und eine längere Lebensdauer haben. Diese Art der Ernährung verlangt von Ihnen, dass Sie sich auf Nahrungsmittel wie Hülsenfrüchte, Vollkorngetreide und viel Obst und Gemüse konzentrieren. Wenn Sie dies tun können und Ihren Mahlzeiten genügend Abwechslung hinzufügen, können Sie leicht die Nährstoffe erhalten, die Sie brauchen, und gleichzeitig Ihre Gesundheit verbessern.

Es gibt jedoch einige Variationen eines solchen Ernährungsplans. Bei einer vegetarischen Ernährung würden Sie gelegentlich immer noch einige Milchprodukte zu sich nehmen, und einige lassen sogar Fisch zu, damit Sie alle gesunden Nährstoffe in sich aufnehmen können. Die mediterrane Ernährung ist eine weitere pflanzliche Diät, die Fisch und ein wenig rotes Fleisch erlaubt, solange sie auf ein Minimum beschränkt ist und nur als Ergänzung zu den pflanzlichen Nahrungsmitteln dient. Oder Sie können mit einer veganen Ernährung beginnen, die sich nur auf den Verzehr pflanzlicher Lebensmittel konzentriert. Ganz gleich, welche Option Sie wählen, pflanzliche Ernährung wird Gutes für Körper, Geist und Seele bedeuten.

In diesem Ratgeber wird einige Zeit über die gesundheitlichen Vorteile einer pflanzlichen Ernährung gesprochen und darüber, warum sie so gut für Sie ist. Viele Menschen sind daran gewöhnt, Fleisch zu essen und sich an die normale Ernährung zu halten, die sie schon immer kannten. Dieselben Menschen fragen sich oft, warum sie Diabetes, Krebs, Herzkrankheiten und andere chronische Krankheiten bekämpfen. Mit einer Ernährung auf pflanzlicher Basis können Sie diese Krankheiten verringern und in einigen Fällen sogar rückgängig machen! Missachten oder vergessen Sie niemals das alte Sprichwort: "Vorbeugen ist besser als heilen".

Wenn Sie bereit sind, mehr über eine Ernährung auf pflanzlicher Basis zu erfahren und darüber, was eine pflanzliche Ernährung für Sie tun kann, brauchen Sie nicht weiter zu suchen als in diesem Leitfaden. Er enthält alle Informationen, die Sie brauchen, um den Einstieg zu erleichtern!

Es gibt viele Bücher zu diesem Thema auf dem Markt. Nochmals vielen Dank, dass Sie sich für dieses Buch entschieden haben! Es wurde jede Anstrengung unternommen, um sicherzustellen, dass es mit so vielen nützlichen Informationen wie möglich gefüllt ist. Viel Spaß damit!

Kapitel 1: Was ist pflanzliche Ernährung?

Pflanzliche Ernährung ist, wenn eine Person sich für eine Ernährung entscheidet, die voll von pflanzlichen Lebensmitteln ist. Dazu gehören viele Früchte, Gemüse, Hülsenfrüchte und sogar Vollkornprodukte. Diese Nährstoffe versorgen den Körper mit allem, was er braucht, ohne die schlechten Dinge, die unsere typisch amerikanische Ernährung dem Körper zuführt. Die pflanzliche Ernährung ist in der Lage, den Körper mit allen Nährstoffen zu versorgen, die er braucht, von Ballaststoffen, Mineralien, Vitaminen, Fett, Eiweiß und Kohlenhydraten. Sie kann Sie sogar mit ausreichend Kalorien versorgen, um den Tag zu überstehen.

Es gibt viele Gründe, warum sich ein Mensch für eine pflanzliche Ernährung entscheidet. Manche tun es vielleicht aus Gründen des Lebensstils, um ihre Gesundheit zu verbessern, andere wählen ethische, religiöse oder kulturelle Gründe, um sich pflanzlich zu ernähren. Dies ist auch eine gute Möglichkeit, sich selbst gesund zu halten und vielen Gesundheitsproblemen, einschließlich Diabetes und Herzkrankheiten, vorzubeugen. Ganz gleich, was der Grund für die Wahl einer pflanzlichen Ernährung ist, die Vorteile sind wirklich erstaunlich und können Ihnen helfen, sich besser zu fühlen, als Sie es sich jemals hätten vorstellen können.

Jahrzehntelange Forschung zeigt, dass die meisten chronischen Gesundheitsprobleme direkt mit der Wahl des Lebensstils und der Ernährung zusammenhängen. Die Wissenschaft unterstützt die Idee, eine stärker pflanzlich basierte Ernährung zu wählen, um vielen dieser chronischen Krankheiten vorzubeugen und sie sogar rückgängig zu machen. Menschen, die sich hauptsächlich von tierischen Nahrungsmitteln ernähren, sind diejenigen, die dazu neigen, mehr von diesen chronischen Krankheiten zu bekommen.

Menschen, die sich überwiegend pflanzlich ernähren, sind am gesündesten und vermeiden oft diese chronischen Krankheiten.

Eine dieser Studien, die diese Behauptung wirklich untermauern, ist als "Die China-Studie" bekannt. Sie wurde von Dr. T. Colin Campbell durchgeführt und ist eine der umfassendsten Langzeitstudien über Ernährung. Sie konzentrierte sich auf den Zusammenhang zwischen der Ernährung der Personen und ihrem Risiko, eine Krankheit zu entwickeln. Die Ergebnisse stellten am Ende vieles von dem in Frage, was die typisch amerikanische Ernährung behauptet.

In dieser Studie wurde festgestellt, dass diejenigen Bevölkerungsgruppen, die viel Kohlenhydrate zu sich nahmen, im Vergleich zu anderen schlanker, gesünder und lebhafter waren. Die Ernährung derjenigen, die in dieser Studie gefunden wurden, bestand hauptsächlich aus Reis, Gemüse, ein wenig Fisch und überhaupt keinen Milchprodukten. In der untersuchten Gruppe, den Okinawanern, leben mehr Menschen über 100 Jahre pro 100.000 Einwohner als irgendwo sonst auf der Welt. Und sie haben auch die niedrigsten Todesraten durch Schlaganfall, Herzkrankheiten und Krebs, mit der höchsten Lebenserwartung für alle.

Das ist nur ein Beispiel dafür, wie eine pflanzliche Ernährung wirklich dazu beitragen kann, Ihre Gesundheit zu verbessern. Menschen, die sich mehr auf den Verzehr von gesunden Hülsenfrüchten, Vollkorngetreide und frischen Produkten konzentrieren, leben tendenziell länger und haben im Vergleich zu anderen weniger chronische Krankheiten. Besonders im Vergleich zu der typischen Ernährung, wie sie derzeit in der westlichen Welt zu finden ist.

Ein weiteres Beispiel dafür ist Asien, wo gesunde Menschen dort von einer kohlenhydratreichen, auf Reis basierenden Ernährung profitieren. Die Japaner, die sich an eine ziemlich traditionelle Ernährung halten, essen viel Gemüse und Reis mit nur geringen Mengen an tierischem Eiweiß. Die Menschen dieses Landes haben tendenziell weniger Vorfälle von Prostata-, Darm- und Brustkrebs, weniger Fälle von Herzkrankheiten und haben die beste Lebenserwartung der Welt.

Oder Sie können sich die 7-Tag-Adventisten ansehen. Sie halten sich an eine streng vegetarische Ernährung, die einer pflanzlichen Ernährung folgt. Sie ernähren sich hauptsächlich von Gemüse, Obst, Hülsenfrüchten und Getreide, um ihrer Religion zu folgen. Diese Personen neigen auch dazu, im Vergleich zu anderen im gleichen Land weniger Darmkrebs und Herzkrankheiten zu haben.

Ziel der pflanzlichen Ernährung ist es, den Körper mit genau den Nährstoffarten zu versorgen, die er zum Gedeihen und Gedeihen braucht. Konzentrieren Sie sich auf den Verzehr von vollwertigen und köstlichen Nahrungsmitteln, die Sie satt machen und Ihnen die Energie und die Nährstoffe geben, die Sie brauchen, um viele heute übliche Krankheiten zu bekämpfen. Indem Sie sich einfach an Obst, Gemüse, Hülsenfrüchte und Vollkorngetreide halten, können Sie Ihrem Körper genau das geben, was er braucht, um gesund zu sein.

Ist die pflanzliche Ernährung kompliziert zu befolgen?

Der Einstieg in die pflanzliche Ernährung ist gar nicht so schwierig. Sie werden sogar überrascht sein, wie einfach es sein kann. Und je nach Ihrem Wohlbefinden können Sie sogar einige Änderungen vornehmen, damit es für Sie besser funktioniert. Jeder Mensch folgt einer pflanzlichen Ernährung auf eine andere

Art und Weise, und manche Menschen halten sich vielleicht an einen solchen Ernährungsplan, ohne es wirklich zu merken.

Um sich wirklich pflanzlich zu ernähren, müssen Sie auf alle tierischen Produkte verzichten. Dazu gehören Milch, Eier und alle Fleischsorten wie Rindfleisch, Fisch, Schweinefleisch, Speck, Huhn, Kalbfleisch und mehr. So können Sie sich auf den Verzehr ganzer und frischer Zutaten konzentrieren, wie frische Produkte, Vollkorngetreide und Hülsenfrüchte. Es gibt auch einige Ersatzstoffe, wie z.B. Mandelmilch und andere laktose freie Milch, die verwendet werden können, wenn dies schwer einzuhalten ist. Sie werden überrascht sein, dass es heute auf dem Markt für so gut wie jedes Lebensmittel eine Menge Ersatzstoffe gibt. Sie müssen nur Geduld haben und ein paar Nachforschungen anstellen. Sie müssen Ihre Zeit und Mühe in einen viel gesünderen Lebensstil investieren. Solange Sie entschlossen sind, dies zu tun, ist alles möglich.

Aber in einigen Fällen sind Änderungen erlaubt. Manche Menschen entscheiden sich zum Beispiel für eine vegetarische Ernährung, die etwas Fisch erlaubt. Diejenigen, die die mediterrane Diät - eine Form der pflanzlichen Ernährung - befolgen, stellen fest, dass sie ein- oder zweimal im Monat etwas rotes Fleisch und etwas Fisch essen können; aber meistens müssen sie sich an die Regeln der pflanzlichen Ernährung halten. Sie können sich aber auch für die vegane Version dieses Ernährungsplans entscheiden, die sich einfach an die drei Hauptnahrungsgruppen halten muss, die bereits erwähnt wurden.

Das ist das Schöne an diesem Ernährungsplan. Sie haben die Wahl, wie Sie ihn befolgen. Solange die Hauptnahrungsquelle aus Vollkorngetreide, Hülsenfrüchten und frischen Produkten besteht, haben Sie bei der Wahl Ihrer Ernährung eine gewisse Freiheit. Auf diese Weise zu essen, wird Ihr ganzes Leben verändern, und Sie können sich in kürzester Zeit gesünder und glücklicher fühlen. Am Anfang mag es schwierig erscheinen, aber geben Sie sich ein paar Wochen Zeit, und Sie werden sicher die Vorteile erkennen und feststellen, dass es nicht so schwierig ist, wie Sie gedacht haben.

Kapitel 2: Der gesundheitliche Nutzen der pflanzlichen Ernährung

Es gibt viele gesundheitliche Vorteile, die sich aus der Befolgung eines pflanzlichen Ernährungsprogramms ergeben. Diese Diät unterscheidet sich vielleicht von dem, was Sie von Ihrer traditionellen Ernährung gewohnt sind, aber die Vorteile sind erstaunlich, und Sie müssen nur ein paar Änderungen an der Art und Weise vornehmen, wie Sie sich jetzt ernähren. Hier werden wir einige der gesundheitlichen Vorteile untersuchen, die mit einer pflanzlichen Ernährung einhergehen, und erklären, warum es etwas ist, das Sie heute in Erwägung ziehen sollten!

Verhindert chronische Krankheiten

Jeder kennt das Sprichwort "Ein Apfel am Tag hält den Arzt fern", und es scheint, dass dieser Ratschlag wahr sein könnte. Eine Ernährung mit einem hohen Anteil an Gemüse und Obst kann viele chronische Krankheiten verhindern. Es gibt zahlreiche Studien, die zeigen, wie eine pflanzliche Ernährung vor Diabetes und Krebs schützen kann.

Warum geschieht dies? Eine pflanzliche Ernährung ist von Natur aus arm an gesättigten Fetten, hat wenig Zuckerzusatz und einen hohen Ballaststoffgehalt im Vergleich zu verarbeiteten Lebensmitteln oder tierischen Lebensmitteln. Das bedeutet, dass Sie mit dieser Art von Diät Ihren Blutdruck senken, Ihren Blutzuckerspiegel verbessern und Gewicht verlieren können.

Selbst wenn Sie klein anfangen, werden Sie einige große Veränderungen erleben. In einer 2016 von PLOS Medicine veröffentlichten Studie wurde entdeckt, dass selbst kleine Veränderungen in Ihrer Ernährung Ihr Diabetes Risiko erheblich senken können. Eine einfache Reduzierung der täglichen Portionen tierischer Produkte von sechs auf vier könnte helfen. Und wenn Sie an den Ideen einer pflanzlichen Ernährung festhalten, könnten Sie bei denjenigen, die die Krankheit bereits haben, sogar Diabetes rückgängig machen.

Lässt den Hirnnebel verschwinden

Viele Menschen, die sich für eine pflanzliche Ernährung entscheiden, sind beeindruckt davon, wie viel leichter es ihnen fällt, sich auf anstehende Aufgaben zu konzentrieren. Vielleicht liegt es daran, dass Sie dazu beitragen, den Geist mit den Nährstoffen zu versorgen, die er braucht, um richtig zu funktionieren. Es kann nur ein paar Tage dauern, bis man bei dieser Art von Ernährungsplan die Vorteile erkennt und erstaunt ist, wie schnell man die Arbeit im Vergleich zu früher erledigen kann.

Verbessert Ihre Stimmung

Abgesehen davon, dass Sie Ihr Risiko für viele Volkskrankheiten wie Diabetes und Krebs senken können, kann der Verzehr von tonnenweise frischen Produkten Ihr Glücksgefühl sogar noch steigern. So ist der Verzehr von Beeren und vielen frischen Produkten zwar gut für Ihre körperliche Gesundheit, wenn Sie sie als Teil Ihres Lebensstils zu sich nehmen, kann aber auch gut für Ihre geistige Gesundheit sein.

Eine kürzlich durchgeführte Studie, die 2016 durchgeführt und im American Journal of Public Health veröffentlicht wurde, kam zu dem Ergebnis, dass eine Steigerung des Frischwarenkonsums über einen Zeitraum von zwei Jahren der Größe des psychologischen Gewinns entspricht, der mit dem Wechsel von der Arbeitslosigkeit in die Beschäftigung verbunden ist.

Was ist der Grund dafür? Ein möglicher Grund ist, dass eine Ernährung auf pflanzlicher Basis in der Lage ist, Ihren Körper mit den Antioxidantien zu versorgen, die er zur Bekämpfung von Entzündungen braucht, sowie mit den Phytochemikalien, die helfen können, die Gehirnchemikalien zu regulieren, die Ihre Stimmung steuern. Dies führt dazu, dass Sie sich öfter glücklich fühlen.

Schützt Ihr Herz

Sie können die Idee der Ernährung auf pflanzlicher Basis nutzen, um Ihr Herz stärker als je zuvor zu machen. Mit viel Vollkorngetreide, Gemüse und Obst können Sie dafür sorgen, dass das Herz stark ist und alle Nährstoffe erhält, die es braucht. Mit all diesen gesunden Nahrungsmitteln können Sie dazu beitragen, Ihren Blutdruck zu senken, was für die Kraft und Gesundheit Ihres Herzens wahre Wunder bewirken kann. Studien haben gezeigt, dass der Vegetarismus Ihnen helfen kann, Ihr Risiko für Herzkrankheiten um mindestens 33% zu senken!

Das ist jedoch noch nicht alles. Es wird vermutet, dass eine Ernährung mit viel Grünzeug und frischen Produkten in der Lage sein könnte, die Gene abzuschalten, die Menschen anfälliger für Herzkrankheiten machen. Das ist die Kraft der Pflanzen. Bekannt als Epigenetik oder die Wissenschaft davon, wie Ihr Lebensstil mit Ihren Genen interagieren kann, haben diese Studien herausgefunden, dass bestimmten genetischen Variationen, die Ihr Risiko für Herzkrankheiten erhöhen können, entgegengewirkt werden kann, wenn Sie bestimmte Änderungen in Ihrem Lebensstil vornehmen, wie z.B. eine Ernährung auf pflanzlicher Basis.

Hält das Übergewicht fern

Viele Menschen, die sich für eine der pflanzlichen Diäten entscheiden, tun dies, um sich zusätzliches Gewicht zu ersparen. Niemand möchte seine Zeit damit verbringen, sich Sorgen zu machen, wenn es um aufwendige Diäten und Kalorienzählen geht. Dies kann entmutigend sein und es ist wirklich schwierig, dies regelmäßig zu tun.

Wenn Sie eine pflanzliche Diät einhalten, können Sie all dies vermeiden. Bei dieser Art von Diätplan gibt es keine Tricks. Achten Sie nur darauf, dass Sie frische Hülsenfrüchte, Vollkorngetreide und frische Produkte auswählen. Dann können Sie zusätzlich zu den oben genannten Stimmungs- und Gesundheitsvorteilen gleichzeitig abnehmen!

Eine Studie, die im Journal der Akademie für Ernährung und Diätetik veröffentlicht wurde, untersuchte fünfzehn der häufigsten pflanzlichen Diäten. Sie ergab, dass die Teilnehmer im Durchschnitt etwa 7,48 Pfund abnehmen würden. Dazu gehören auch diejenigen, die sich nicht langfristig an die Diät hielten. Der Ballaststoffgehalt in dieser Diät kann manchmal dazu führen, dass man sich leichter zufrieden fühlt, was bei der Gewichtsabnahme helfen kann.

Fügt mehr Energie und Langlebigkeit hinzu

Diejenigen, die entscheiden, dass eine pflanzliche Ernährung für sie die richtige Option ist, werden vielleicht feststellen, dass sie länger leben können. Studien zeigen, dass eine vegetarische Ernährung und andere pflanzliche Ernährungsformen mit einem geringeren Sterberisiko verbunden sind. Und wenn Sie die mediterrane Diät befolgen, eine andere pflanzliche Diät, die beliebt ist und erstaunliche gesundheitliche Vorteile hat, werden Sie eine längere Lebenserwartung haben, was sich im Grunde genommen in einer besseren Gesundheit und Langlebigkeit niederschlägt.

Grundsätzlich spielt es keine Rolle, für welche der pflanzlichen Ernährungsformen Sie sich entscheiden. Sie alle können Ihrer Gesundheit zuträglich sein. Und wenn Sie sie gut und lange befolgen, können sie Ihnen helfen, Ihre Energie zu steigern und gleichzeitig Ihre Langlebigkeit zu verlängern.

Dies sind nur einige der großen gesundheitlichen Vorteile, die Sie erzielen können, wenn Sie sich für eine pflanzliche Ernährung entscheiden. Es gibt tonnenweise großartige Rezepte und Ressourcen, die Sie verwenden können - einschließlich dessen, was wir in diesem Leitfaden anbieten -, um Ihnen den Einstieg in diese Art von Ernährungsplan zu erleichtern. Es ist einfach, es ist gesund, und es kann Ihnen helfen, ein viel besseres Leben als bisher zu führen!

Kapitel 3: Aufschlüsselung von pflanzlichen Vitaminen und Mineralien

Viele Menschen befürchten, dass sie, wenn sie sich für eine pflanzliche Ernährung entscheiden, nicht in der Lage sein werden, ihren Körper mit den richtigen Nährstoffen zu versorgen. Sie sehen, dass sie Milchprodukte ausscheiden sollten, und fragen sich, wie sie ihr tägliches Kalzium erhalten werden. Sie sehen, dass sie tierische Nahrungsmittel wie Rind- und Hühnerfleisch ausscheiden müssen, und fragen sich, wie sie einige wichtige Nährstoffe wie Eiweiß und die B-Vitamine erhalten werden. Eine Ernährung auf pflanzlicher Basis ist in der Tat eine gute Möglichkeit, um sicherzustellen, dass sie viele Vitamine und Mineralien erhalten. Und im Vergleich zu der stark verarbeiteten Nahrung, die Sie zuvor gegessen haben, werden Sie am Ende viel mehr dieser wichtigen Nährstoffe in Ihre Ernährung aufnehmen als zuvor.

Für diejenigen, die sich Sorgen machen, ob sie bei einer pflanzlichen Ernährung genug von bestimmten Nährstoffen in ihrer täglichen Ernährung erhalten, ist es nützlich zu wissen, welche Nahrungsmittel die einzelnen Nährstoffarten enthalten. Das hilft Ihnen, Ihre Mahlzeit abwechslungsreich genug zu gestalten, um tatsächlich die Nährstoffe zu erhalten, die der Körper braucht. Und wenn Sie feststellen, dass Sie mit einigen Ihrer täglichen Empfehlungen in Rückstand geraten sind, können Sie immer noch ein paar Obst- und Gemüsesorten zusammenstellen und einen Smoothie zum Ausklang des Tages zubereiten.

Sehen wir uns einmal an, wo Sie diese Nährstoffe in einem pflanzlichen Ernährungsplan finden können:

Kalzium: Kalzium finden Sie an vielen verschiedenen Orten. Dazu gehören Trockenfrüchte, getrocknete Feigen, Paranüsse, Leinsamen, Mandeln, Sonnenblumenkerne, Sesam, die meisten Bohnen, Kichererbsen, Schwarzbandsirup, Tofu und grüne Blattgemüse wie Grünkohl, Spinat und Brokkoli. Sie können leicht reichlich Kalzium am Tag zu sich nehmen, ohne auf Milch angewiesen zu sein.

Eisen: Auch hier kann das grüne Blattgemüse, aber auch Meeresgemüse, helfen. Andere Möglichkeiten sind Vollkorngetreide, Getreide, Pflaumensaft, Wassermelone, Trockenfrüchte, Schwarzbandsirup, Nüsse und Samen, Hülsenfrüchte und Bohnen.

Magnesium: Dieser Nährstoff findet sich in Optionen wie Erdnüssen, Bananen, grünem Blattgemüse, Vollkorn, Weizenkeimen oder -kleie, gekochtem Hafermehl, getrockneten Feigen, Mandeln und Nüssen, Bohnen und Hülsenfrüchten, gekochtem Spinat und braunem Reis.

Phosphor: Diesen Nährstoff finden Sie in Optionen wie Hefe, Spinat, Avocados, braunem Reis, Erdnüssen, Linsen, Erbsen, getrockneten Bohnen, Nüssen, Mandeln, Getreidekörnern und Pintobohnen.

Kalium: Dieser Nährstoff kann in Optionen wie getrockneten Aprikosen, Cantaloupe, Melone, Erdbeeren, Kiwis, Winterkürbis, Backkartoffeln, gekochtem Spinat, Rosinen und Bananen gefunden werden.

Zink: Dieser Nährstoff kann in Quellen wie Mais, Spinat, rohem Blattkohl, Kichererbsen, Hefe, Weizenkeimen, Sonnenblumenkernen, Nüssen, Sojalebensmitteln, Erbsen, Linsen,

Hülsenfrüchten, Getreide und Vollkorn sowie Kürbiskernen gefunden werden.

Selen: Diesen Nährstoff findet man an vielen Orten, darunter Senfkörner, Spargel, Samen, Tofu, Vollkorngetreide, Pilze und Paranüsse.

Mangan: Sie können diesen Nährstoff in einigen Varianten finden, wie Erdbeeren, Ananas, Avocados, Mandeln, schwarzen Bohnen, Grünkohl, Spinat, Hülsenfrüchten, Samen, Weizenkeimen, Nüssen, gekochtem Hafermehl, Getreide, Vollkorn und braunem Reis.

Biotin: Sie können diesen Nährstoff in Optionen wie Hülsenfrüchte, Melasse, Erdnüsse, Mandeln, Hefe, Brot, Vollkorn und Getreide finden.

Folsäure: Dieser Nährstoff ist sehr wichtig, wenn es darum geht, schwanger zu werden, oder wenn Sie versuchen, schwanger zu werden. Zu den Quellen dieses Nährstoffs gehören unter anderem Römersalat, Spinat, Spargel, Vollkorngetreide, Orangen, Linsen und Hülsenfrüchte.

Vitamin B1 oder Thiamin: Auch wenn viele Menschen befürchten, dass sie bei einer pflanzlichen Ernährung ohne B-Vitamine bleiben, werden Sie bald feststellen, dass dies nicht stimmt. Sie können diesen Nährstoff aus rohen Weizenkeimen, Wassermelone, Nüssen, Sonnenblumenkernen, Getreide, Hülsenfrüchten, Nährhefe, Haferflocken, Nudeln, Brot, Vollkorngetreide und braunem Reis gewinnen.

Niacin oder Vitamin B3: Dieses kann aus Tomaten, Kartoffeln, grünem Gemüse, braunem Reis und Hülsenfrüchten gewonnen werden.

Vitamin B6: Sie können diesen Nährstoff aus Vollkorn, Wassermelone, Bananen, Walnüssen, Sojabohnen, Nüssen und Hülsenfrüchten gewinnen.

Vitamin B12: Dieses Vitamin ist etwas schwieriger zu erhalten, aber es gibt einige Getreidearten und milchfreie Milch, die mit diesem Nährstoff angereichert sind.

Vitamin C: Dieser Nährstoff ist am besten geeignet, um Sie gesund zu halten, besonders im Winter. Einige der Lebensmitteln, in denen Sie diesen Nährstoff erhalten können, sind Brunnenkresse, Römersalat, Papayas, Beeren, Melone, Kartoffeln, Spinat, Blattkohl, Tomaten, Grapefruit, Orangen und Orangensaft, Erdbeeren, Tomaten, Brokkoli und Paprika.

Vitamin D: Sie können sich Vitamin D aussetzen, indem Sie sich einfach in der Sonne aufhalten, unabhängig davon, welchen Ernährungsplan Sie verfolgen. Man kann es auch in einigen Getreidearten und in Milch finden.

Vitamin E: Man kann es aus Vollkorngetreide, Spinat, grünem Blattgemüse, Sonnenblumenkernen und Pflanzenölen gewinnen.

Pantothensäure: Sie finden diesen Nährstoff in Brokkoli, Backkartoffeln, Blattkohl, Orangen, Bananen, Sonnenblumenkernen, Avocados, Sojabohnen, Erdnüssen, Pilzen, Hülsenfrüchten und Vollkorngetreide.

Vitamin K: Dazu würden Optionen wie Tomaten, Grüntee, Kohl, Brokkoli, Petersilie, Grünkohl, Kohlrabi, Spinat, Sojaöl und grünes Blattgemüse gehören.

Wenn Sie diese Liste durchsehen, sollten Sie feststellen, dass es sich bei all diesen Optionen um Optionen handelt, die auf einem pflanzlichen Ernährungsplan basieren. Und es gibt so viele weitere Nährstoffe, die Sie ebenfalls aus diesen erhalten könnten. Aber für viele Menschen, die eine pflanzliche Ernährung befürchten, weil sie glauben, dass ihnen alle Nährstoffe, die ihr Körper braucht, entgehen werden, schauen Sie sich einfach diese Liste an. Sie müssen sie nur durchgehen und überprüfen, ob Ihre Mahlzeiten sehr abwechslungsreich sind, damit Sie all diese Nährstoffziele erreichen können.

Kapitel 4: Checkliste für Essen und Nicht-Essen

Wenn Sie bereit sind, mit einer pflanzlichen Ernährung zu beginnen, stellt sich für Sie vielleicht die Frage, was Sie sicher essen können und was Sie vermeiden sollten. Es gibt so viele verschiedene Ernährungspläne, und manchmal können die Dinge verwirrend sein. Sie möchten sicherstellen, dass Sie die richtigen Lebensmittel essen und die falschen vermeiden, damit Sie die Vorteile einer pflanzlichen Ernährung voll ausschöpfen können.

Die pflanzliche Ernährung konzentriert sich in erster Linie auf Lebensmittel, die von Pflanzen stammen. Der Gedanke dabei ist, dass diese pflanzlichen Lebensmittel tonnenweise Nährstoffe enthalten, die Nährstoffe, nach denen der Körper sich sehnt, ohne dass etwas von dem schlechten Zeug in ihnen enthalten ist. Wenn Sie sich an eine Ernährung halten können, die voll von diesen Pflanzen ist, werden Sie Ihre Gesundheit schön und stark erhalten können. Werfen wir einen Blick auf einige der verschiedenen Arten von Lebensmitteln, die Sie mit einer pflanzlichen Ernährung essen können.

Lebensmittel auf pflanzlicher Basis

Der erste Bereich, den wir uns ansehen werden, sind einige der Lebensmittel, auf die Sie sich konzentrieren sollten, wenn Sie eine pflanzliche Ernährung wählen. Diese sind ziemlich einfach einzuhalten, und es gibt eine Menge Abwechslung, so dass Sie sich nie langweilen sollten. Einige der verschiedenen Lebensmittelgruppen, auf die Sie sich hier konzentrieren werden, sind

Früchte: Bringen Sie eine große Vielfalt an Früchten in diese Ernährung ein. Füllen Sie Ihren Teller bei jeder Mahlzeit auf! Einige gute Optionen sind hier Bananen, Ananas, Pfirsiche, Birnen, Mangos, Papayas, Orangen und Beeren.

Gemüse: Gemüse ist eine großartige Nahrungsquelle, und Sie wären überrascht, wie weit Sie mit ein wenig kommen. Zu den Gemüsesorten, die Sie auf pflanzlicher Basis genießen sollten, gehören Paprika, Spargel, Karotten, Blumenkohl, Brokkoli, Tomaten, Spinat und Grünkohl.

Ganze Körner: Getreide eignet sich hervorragend für diese Ernährung, solange Sie darauf achten, dass Sie die Vollkornsorte wählen. Verwenden Sie Optionen wie Gerste, Hafer, Quinoa, Hanf, Farro und braunen Reis.

Gesunde Fette: Fette sind in diesem Ernährungsplan erlaubt. Zu den besten Optionen für diese Lebensmittelgruppe gehören ungesüßte Kokosnuss, Kokosnussöl, Olivenöl und Avocados.

Hülsenfrüchte: Dies würde alles einschließen, was in die Kategorie der schwarzen Bohnen, Erdnüsse, Linsen, Kichererbsen und Erbsen fällt.

Nussbutter, Nüsse und Samen: Es gibt eine Menge großartiger Optionen, die hier funktionieren, darunter Tahini, Erdnussbutter, Sonnenblumenkerne, Kürbiskerne, Macadamianüsse, Cashewnüsse und Mandeln.

Ungesüßte und pflanzliche Milch: Verwenden Sie Optionen wie Cashew-, Mandel-, Soja-, Hafermilch und Kokosmilch.

Gewürze, Kräuter und Gewürze: Diese eignen sich gut für Ihre Ernährung und können im Vergleich zur Verwendung von Salz eine viel gesündere Alternative sein. Bleiben Sie bei Optionen wie Pfeffer, Curry, Kurkuma, Thymian, Rosmarin, Dill und Basilikum.

Gewürze: Bei einigen Gewürzen, die Sie auf pflanzlicher Basis zu sich nehmen, müssen Sie vorsichtig sein, aber nicht alle sind schlecht. Einige gute Optionen sind Zitronensaft, Essig (Apfelwein, Balsamico, Reis), Sojasauce, Nährhefe, Senf und Salsa.

Pflanzliches Eiweiß: Während Sie sich pflanzlich ernähren, müssen Sie immer noch Eiweiß zu sich nehmen, damit Ihr Körper stark bleibt. Die gute Nachricht ist, dass Sie sich immer noch auf einige pflanzliche Produkte verlassen können, die Ihnen helfen, dieses Protein zu bekommen. Optionen wie Proteinpulver ohne künstliche Inhaltsstoffe oder Zuckerzusätze, Tempeh und Tofu können alle gut funktionieren.

Getränke: Optionen wie Sprudelwasser, Tee, Wasser und Kaffee sind gut geeignet.

Es gibt einige Leute, die ihre Diät genau dort ruhen lassen werden. Sie wollen einfach bei der pflanzlichen Ernährung bleiben und in dieser Zeit nichts anderes tun. Aber andere finden sie vielleicht zu restriktiv; oder vielleicht befinden Sie sich in einem Zustand, wie einer Schwangerschaft, die es erfordert, tierische Produkte wie Milch zu bekommen, und sie müssen in der Lage sein, sie mit der pflanzlichen Ernährung zu ergänzen.

Wenn Sie sich dafür entscheiden, Ihre pflanzliche Ernährung mit einigen tierischen Produkten zu ergänzen, sollten Sie diese nur als Ergänzung zu den pflanzlichen Produkten verwenden - pflanzliche Lebensmittel sollten hier die Hauptpriorität haben - und sich für hochwertige Optionen entscheiden. Einige der Optionen, die Sie hier ergänzen können, sind:

Milchprodukte: Es ist in Ordnung, gelegentlich Milchprodukte hinzuzufügen. Wir haben über einige pflanzliche Optionen gesprochen, aber Sie können sich entscheiden, gelegentlich Milchprodukte beizufügen, wenn Sie möchten. Wenn möglich, nehmen Sie Milchprodukte aus biologischem Anbau und von Tieren aus Weidehaltung.

Meeresfrüchte: Meeresfrüchte sind das häufigste Produkt auf tierischer Basis, das bei dieser Art der Ernährung hinzugefügt wird. Die Vorteile, die Fisch mit sich bringt, überwiegen bei weitem die Nachteile des Verzehrs von Fisch. Verwenden Sie wild gefangenen Fisch, wenn Sie können.

Schweinefleisch und Rindfleisch: Nehmen Sie Gras- oder Weidefleisch, wann immer Sie können.

Geflügel: Bio und Freilandhaltung sind die besten Optionen, wenn möglich.

Eier: Eier: Weidehaltung, wenn möglich.

Zu vermeidende Nahrungsmittel auf pflanzlicher Basis

Es gibt auch einige Nahrungsmittel, die Sie vermeiden sollten, wenn Sie eine pflanzliche Ernährung einhalten. Einige davon sind:

Jede Art von Fastfood: Dazu gehören Chicken Nuggets, Hot Dogs und Würstchen, Pizzas, Cheeseburger und Pommes Frites.

Hinzugefügter Zucker und Süßigkeiten: Dazu gehören zuckerhaltiges Getreide, süße Tees, Süßigkeiten, Kekse, Eiscreme, Gebäck, Säfte, Limonaden und Tafelzucker.

Raffinierte Körner: Dies wären Optionen wie Weißbrot, Bagels, weiße Nudeln und weißer Reis. Achten Sie darauf, dass Sie die Vollkornversionen davon verzehren, um Ihre pflanzliche Ernährung beizubehalten.

Abgepackte Lebensmittel und andere Fertiggerichte: Dazu gehören z.B. Tiefkühlgerichte, Fertignudeln, Müsliriegel, Cracker und Chips.

Veganerfreundliche Lebensmittel, die verarbeitet werden: Diese mögen gesund klingen, aber sie enthalten eine Menge Dinge, die schlecht für Sie sein können. Einige Beispiele sind gefälschte Käsesorten, vegane Butter und Tofu-Truthahn.

Künstliche Süßstoffe: Vermeiden Sie Optionen wie Sweet'N Low, Splenda und Equal.

Verarbeitete tierische Produkte: Dazu gehören Trockenfleisch, Corned Beef, Thunfisch in Dosen und andere Fische, Wurstwaren, Fleisch zum Mittagessen und Speck.

Dies sind Lebensmittel, die in der traditionellen amerikanischen Ernährung häufig vorkommen, die für den Körper völlig ungesund sind und oft die Ursache vieler chronischer Krankheiten darstellen. Während einige Menschen gelegentlich etwas Huhn oder Fisch zu diesem Diätplan hinzufügen, sind die oben genannten Nahrungsmittel wirklich schwer zu rechtfertigen, da sie viele Gesundheitsrisiken und keinerlei Nutzen bieten. Wenn Sie eines dieser Nahrungsmittel im Rahmen Ihrer pflanzlichen

Ernährung zu sich nehmen, gehen Sie sehr sparsam damit um. Dennoch ist es immer noch am besten, sie so weit wie möglich zu vermeiden.

Das bedeutet, dass Sie auch bei den Zucker- und Süßigkeiten, die Sie zu sich nehmen, vorsichtig sein müssen. Diese gelegentlich zu sich zu nehmen, widerspricht zwar technisch gesehen nicht der Diät, da es sich nicht um Produkte tierischer Herkunft handelt, aber sie sind trotzdem nicht das Beste für Ihre Gesundheit. Versuchen Sie, sich an gesunde und reine Lebensmittel wie Obst, Gemüse, Hülsenfrüchte und Vollkornweizen zu halten, über die wir gesprochen haben.

Vielleicht ist Ihnen auch aufgefallen, dass wir an dieser Stelle davon sprachen, kein Getreide zu essen, aber im vorigen Abschnitt gesagt hatten, dass Getreide in Ordnung sei. Der Grund dafür ist die Art des Getreides. Die verfeinerten Körner sind das Weißbrot und die Nudeln. Diese sehen aus und schmecken sogar ähnlich wie die Vollkornsorten, aber sie enthalten viel Zucker und andere künstliche Zutaten, die für Sie nicht gesund sind. Achten Sie bei der Auswahl der zu verzehrenden Körner darauf, dass Sie sich an Vollkorngetreide halten, das alle guten Nährstoffe und keine der schlechten enthält.

Lebensmittel, die Sie minimieren sollten

In den meisten Fällen werden Sie alle Lebensmittel eliminieren wollen, die nicht in unserem ersten Abschnitt aufgeführt sind oder die nicht in die Kategorie Gemüse, Hülsenfrüchte, Obst oder Vollkorn fallen. Diese Hauptnahrungsgruppen können Ihren Körper leicht mit der Nahrung versorgen, die er braucht, ohne all die schlechten Dinge, die Sie krank machen und chronische Krankheiten verursachen können.

Die meisten Menschen, die sich auf pflanzlicher Basis ernähren, werden Fleisch, Eier und Milchprodukte vollständig vermeiden, während sie diese Nahrung zu sich nehmen. Es ist jedoch in Ordnung, sie gelegentlich zu sich zu nehmen, wenn man darauf achtet, nicht so viel aufzunehmen, dass sie all das Gute, das die pflanzliche Nahrung bietet, auf ein Minimum reduziert. Sie könnten zum Beispiel am Ende der Woche ein wenig Rindfleisch essen oder ein Glas Milch zum Abendessen, wenn Sie möchten, aber minimieren Sie es so weit wie möglich. Zu den tierischen Nahrungsmitteln, die Sie in den seltensten Fällen auf pflanzlicher Basis zu sich nehmen sollten, gehören einige:

- ☒ Meeresfrüchte
- ☒ Milch
- ☒ Eier
- ☒ Geflügel
- ☒ Wildfleisch
- ☒ Schafe
- ☒ Schweinefleisch
- ☒ Rindfleisch

Eine Anmerkung: Es gibt Menschen, die sich pflanzlich ernähren und sich entscheiden, gelegentlich ein wenig Fisch zu essen. Dies ist in vielen Kulturen üblich, die - wie die Japaner - auf eine pflanzliche Ernährung setzen, weil der Verzehr von Fisch so viele gesundheitliche Vorteile mit sich bringt. Achten Sie nur darauf, dass Sie, wenn Sie dies zu Ihren Mahlzeiten hinzufügen, es auf ein Minimum an Portionen beschränken. Essen Sie dies nur als Leckerei oder als Ergänzung zu allen pflanzlichen Nahrungsmitteln, die Sie in Ihrer Ernährung erhalten sollten.

Kapitel 5: Wie man mit pflanzlichen Essgewohnheiten beginnt

Nachdem wir uns nun einige der verschiedenen Bestandteile der pflanzlichen Ernährung angeschaut haben, fragen Sie sich vielleicht, wo wir anfangen sollen? Es gibt so viele Informationen über die großen gesundheitlichen Vorteile der Befolgung dieses Ernährungsplans und darüber, wie er Ihr Leben wirklich verbessern kann, dass Sie wissen möchten, wie Sie sofort damit beginnen können. Jeder Mensch wird diesen Plan ein bisschen anders befolgen, und seine Reise wird anders verlaufen. Aber wenn Sie die Schritte befolgen, die wir hier aufgelistet haben, werden Sie im Handumdrehen Erfolge sehen können!

Lernen Sie, was man essen und was man vermeiden sollte

Der erste Schritt bei der Ernährung auf pflanzlicher Basis besteht darin zu lernen, was man essen darf und was man vermeiden muss. Wir haben das in diesem Leitfaden bereits ein wenig diskutiert, aber im Grunde genommen werden Sie alle tierischen Produkte, die Sie jetzt essen, reduzieren und schließlich ganz weglassen. Einige Varianten erlauben gelegentlich kleine Mengen Fisch oder rotes Fleisch, aber Sie wollen sich mehr auf pflanzliche Produkte konzentrieren.

Zu diesen pflanzlichen Produkten gehören Optionen wie Obst und Gemüse, Vollkorngetreide und Hülsenfrüchte. Diese können Ihnen leicht alle gesundheitlichen Vorteile bieten, die Sie für ein langes und gesundes Leben benötigen. Wenn Sie die Mahlzeit ausreichend abwechslungsreich gestalten, werden Sie feststellen, dass Sie Ihr bisher bestes Leben führen, wenn Sie sich pflanzlich ernähren.

Wie man es macht

Es gibt viel über gesunde Ernährung zu lernen, vor allem, wenn Sie sich nach der traditionellen amerikanischen Ernährungsweise ernährt haben. Vor der Umstellung sollten Sie vielleicht ein paar Tage Zeit zum Protzen haben, ein paar Tage, an denen Sie sich von all diesen tierischen Produkten verabschieden können. Manche Menschen beschließen, diese Zeit damit zu verbringen, Steaks, Burger, Aufläufe, Pizzas und mehr zu essen, um sie ein letztes Mal zu genießen.

Dann haben Sie einen Starttag und beschließen, damit zu beginnen. Manche Menschen bringen sich sanft in die Ernährung ein. Sie werden eine Sache nach der anderen loswerden, bis sie den neuen Ernährungsplan vollständig umgesetzt haben. Das ist manchmal leichter für Ihr System, aber es lässt Ihnen auch viel Raum, zu Ihren alten Gewohnheiten zurückzukehren und sich nicht zu ändern. Aber wenn Sie einfach sofort damit anfangen, kann es schwierig sein, Sie werden sich jedoch schneller anpassen und die Ergebnisse in Ihrer Gesundheit - und vielleicht auch in Ihrer Taille - schneller sehen.

Stellen Sie sicher, dass Sie das Etikett lesen

Kaufen Sie niemals einfach etwas und gehen Sie davon aus, dass es für Ihr Essprogramm sicher ist. Der beste Weg - und wirklich der einzige Weg, um zu wissen, was in den Lebensmitteln, die Sie essen möchten, enthalten ist, ist, das Etikett zu lesen. Noch besser ist es, Produkte zu vermeiden, die von vornherein mit einem Etikett versehen sind, denn so können Sie sicher sein, dass Sie bei unverarbeiteten und ganzen Lebensmitteln bleiben.

Natürlich gibt es Zeiten, in denen verarbeitete Lebensmittel es in Ihre Mahlzeiten schaffen werden, und das ist manchmal unvermeidlich. Aber es ist eine schlechte Sache, wenn Sie im

Lebensmittelgeschäft einfach etwas aus dem Regal nehmen, ohne es überhaupt zu lesen, und dann die verarbeiteten Lebensmittel auf diese Weise hinzufügen. Lesen Sie die Zutatenliste auf allem, was Sie kaufen, durch. Wenn Sie eine Zutat sehen und nicht wissen, was es ist, dann sollten Sie vielleicht noch einmal darüber nachdenken, ob Sie sie essen sollten.

Es gibt viele Probleme, die mit dem Verzehr von verarbeiteten Lebensmitteln einhergehen. Zunächst einmal werden diese verarbeiteten Lebensmittel voller geheimnisvoller Zutaten sein. Diese Inhaltsstoffe können oft Gesundheitsprobleme verursachen, dem Körper eine Menge Giftstoffe zuführen und man lässt sie am besten einfach in Ruhe.

Zu beachten ist, dass einige Menschen, die mit dieser Diät beginnen, sich für Käse und Fleischersatzprodukte entscheiden. Diese sind für eine optimale Gesundheit nicht so gut geeignet. Aber sie können eine gute Sache sein, wenn Sie sie als Übergang zu einer pflanzlichen Ernährung verwenden. Wenn Sie diese Produkte auswählen, ist es immer noch am besten, das Etikett zu lesen und nachzusehen, welche Zutaten darin enthalten sind.

Zubehör

Vielleicht sollten Sie auch in Erwägung ziehen, sich ein paar Vorräte zu besorgen, die Ihnen helfen, sich auf pflanzliche Ernährungspläne vorzubereiten. Möglicherweise müssen Sie in ein paar neue Messer investieren, mit denen Sie all die frischen Produkte schneiden und würfeln können, auf die Sie jetzt angewiesen sind. Vielleicht möchten Sie sich auch einige Vorratsbehälter besorgen, vor allem wenn Sie unterwegs Tiefkühlmahlzeiten und Mahlzeiten planen. Und Sie können sogar in Erwägung ziehen, einige Gewürze zum Kochen mitzunehmen.

Denken Sie daran, dass die ersten paar Einkaufstouren, die Sie mit der pflanzlichen Ernährung unternehmen, steinig sein können. Lassen Sie sich viel Zeit zum Einkaufen und denken Sie daran, die Kinder nicht mitzubringen, da sie es erschweren können. Wenn Sie dann gehen, stellen Sie sicher, dass Sie einen Speiseplan und eine Liste haben, an die Sie sich halten müssen. Weichen Sie nicht von dieser Liste ab, und Sie können sich sicher sein, dass Sie den Beginn der pflanzlichen Ernährung in Ihrem eigenen Zuhause haben werden.

Probieren Sie eine Mahlzeitenplanung aus

Die pflanzliche Ernährung ist nicht schwer zu befolgen, aber sie erfordert eine etwas andere Herangehensweise an das Kochen als das, was Sie vorher getan haben. Die Arbeit mit dem Prozess der Essensplanung kann die Handhabung etwas erleichtern. Sie können durchgehen und entscheiden, welche Mahlzeiten Sie zubereiten möchten, welche Zutaten darin enthalten sind, und dann die Mahlzeiten planen, die Sie für jede Woche zu sich nehmen wollen. Manche Menschen sind ehrgeizig und machen Tiefkühlmahlzeiten für den ganzen Monat.

Ein Mahlzeitenplan macht Ihr Leben einfacher. Sie müssen nicht mehr im Laden sitzen und hoffen, dass Sie Mahlzeiten aussuchen, die in Ihren neuen Ernährungsplan passen. Er hilft Ihnen zu wissen, dass Sie Mahlzeiten mit der richtigen Ernährung auswählen. Und wenn Sie noch etwas Tiefkühl-Zubereitung nutzen, können Sie die ganze Woche über köstliche Mahlzeiten zubereiten, ohne kochen zu müssen, wenn Sie beschäftigt sind.

Wählen Sie aus, wie streng Sie sein werden

Wenn Sie anfangen, werden Sie sich die Zeit nehmen müssen, um herauszufinden, wie streng Sie mit diesem Plan sein wollen. Manche Menschen gehen all-in und entscheiden, dass sie nur pflanzliche Nahrungsmittel essen werden. Andere werden vielleicht einige Änderungen vornehmen, um ihnen in ihrem täglichen Leben zu helfen. Wenn Sie z.B. allergisch gegen Nüsse sind, werden Sie vielleicht feststellen, dass einige der Nährstoffe gelegentlich etwas schwieriger zu bekommen sind, so dass Sie sich entscheiden könnten, etwas Fisch oder gelegentlich rotes Fleisch hinzuzufügen, um sicherzustellen, dass Sie immer noch die richtigen Nährstoffe bekommen können.

Die Art und Weise, wie Sie das Programm ändern, hängt davon ab, was für Sie am besten funktioniert. Manche Menschen halten sich an eine pflanzliche Diät mit etwas Fisch, während andere sich entscheiden, etwas Milch hinzuzufügen, aber die Nussmilch nicht vertragen, so dass sie sie in einer Tasse Milch zum Abendessen hinzufügen. Sie können einige Variationen vornehmen, wenn Sie möchten. Aber denken Sie daran, dass der größte Teil jeder Mahlzeit auf pflanzlicher Basis sein muss, und alle Zusätze sollten nur Beilagen oder Ergänzungen dazu sein.

Einen Freund finden, der Ihnen zur Seite steht

Manchmal kann es hart sein, Dinge allein zu tun. Man hat die besten Absichten, aber manchmal ist es schwer, anderen dabei zuzusehen, wie sie Tierprodukte essen, weil einem klar wird, wie benachteiligt man ist - oder das man sich in dem Moment zumindest so fühlt. Jemanden zu finden, der dieses Programm mit Ihnen machen kann, sei es ein Freund, ein Ehepartner, ein Familienmitglied oder jemand anders, kann oft einen großen Unterschied machen, wie erfolgreich Sie sind. Jeder kann das Programm mit Ihnen durchführen. Sie können sich gegenseitig helfen, sich nicht so isoliert zu fühlen, Sie können sich gegenseitig unterstützen, und Sie können einander auf dem Weg zur Verantwortung ziehen.

Langsam anfangen

Obwohl die pflanzliche Ernährung eine großartige Möglichkeit ist, Ihre Gesundheit sofort zu verbessern und sogar Gewicht zu verlieren, ist ein Leben ohne Fleisch und Milchprodukte kaum vorstellbar. Wenn Sie zuvor große Mengen an tierischen Produkten gegessen haben, wird es sehr schwer sein, mit diesem Programm auf kalten Entzug zu gehen.

Deshalb ist es oft am besten, wenn Sie sich gleich mit dem Programm vertraut machen. Wenn Sie ein Alles-oder-nichts-Typ sind, dann geben Sie alles auf einmal auf und fangen Sie an. Aber für den Rest von uns ist es in Ordnung, langsam anzufangen. Verbringen Sie vielleicht eine Woche damit, die Milchprodukte, die Sie trinken und essen, herauszuschneiden. Dann beschränken Sie sich auf ein oder zwei Mal pro Woche Rind- oder Hühnerfleisch oder eine andere tierische Fleischquelle zum Abendessen. Sie können das langsam beibehalten, bis Sie sich auf pflanzliche Kost umgestellt haben oder zumindest so weit, wie Sie wollen.

Der Beginn Ihrer pflanzlichen Ernährungsgewohnheiten sollte nicht schwierig sein. Es mag eine Zeit geben, in der es Ihnen anfangs schwer fällt, Mahlzeiten auszusuchen, weil Sie sich nicht sicher sind, was Sie zubereiten sollen, oder weil Sie diese tierischen Produkte vermissen. Aber wenn Sie sich an diese hilfreichen Hinweise oben halten können, können Sie leicht zur pflanzlichen Ernährung übergehen und sofort Ergebnisse sehen.

Kapitel 6: 3 Gesunde Ansätze für ein längeres Leben

Das Schöne an der Wahl einer pflanzlichen Ernährung ist, dass sie Ihnen viele Möglichkeiten bietet. Es gibt keinen einzigen richtigen Weg, diesem Ernährungsplan zu folgen; Sie müssen sich nur für denjenigen entscheiden, der für Sie am besten geeignet ist. Manche Menschen beginnen gerne damit, darauf zu achten, dass sie qualitativ hochwertige und nahrhafte Mahlzeiten zu sich nehmen. Manche Menschen entscheiden sich für das Fasten, um ihren Stoffwechsel zu reparieren und zu beschleunigen. Andere bevorzugen einen entspannteren Ansatz, der es ihnen erlaubt, langsamer zu werden und sich nicht so gestresst zu fühlen. Ganz gleich, welchen Ansatz Sie wählen, es wird sehr gut für Ihre allgemeine Gesundheit sein!

Qualität der Mahlzeiten

Hochwertige Mahlzeiten sind sehr wichtig, wenn Sie sich pflanzlich ernähren. Da Sie einige Lebensmittelgruppen, darunter Fleisch und Milchprodukte, aus dem Speiseplan streichen - das kann gelegentlich vorkommen, wird aber oft reduziert oder ganz gestrichen - müssen Sie darauf achten, dass die anderen Mahlzeiten, die Sie während des Tages zu sich nehmen, die richtige Menge an Nährstoffen enthalten, um Ihre Gesundheit zu erhalten.

Qualitativ hochwertige und abwechslungsreiche Mahlzeiten können Ihnen dabei wirklich helfen. Sie sorgen dafür, dass Sie genügend Abwechslung in Ihre Mahlzeiten bekommen und dass Sie wirklich die Nährstoffe bekommen, die der Körper braucht. Ein Beispiel für die Art von Mahlzeiten, die Sie mit diesem Ansatz genießen würden, ist der folgende Mahlzeitenplan:

Tag 1:

Das Frühstück: Mit Kokosmilch zubereitetes Hafermehl mit Walnüssen, Kokosnuss und Beeren

Mittagessen: Sie können einen großen Salat mit frischem Gemüse, Kichererbsen, Kürbiskernen, Ziegenkäse und Avocado essen.

Abendessen: Nehmen Sie Butternusskürbis-Curry

Tag 2:

Frühstück: Nehmen Sie einen vollfetten Naturjoghurt mit Kürbiskernen, ungesüßter Kokosnuss und geschnittenen Erdbeeren

Mittagessen: Machen Sie etwas Chili, aber fügenSie kein Fleisch hinzu.

Abendessen: Einige Tacos aus Süßkartoffeln und schwarzen Bohnen

Tag 3:

Frühstück: Machen Sie einen Smoothie, der aus pflanzlichem Eiweißpulver, Erdnussbutter, Beeren und ungesüßter Kokosmilch hergestellt wird.

Mittagessen: Ein Wrap aus Hummus und Gemüse

Abendessen: Zucchini-Nudeln mit Pesto und Hühnerfleischbällchen

Wie Sie an diesen Beispielen sehen können, ist es nicht allzu schwierig, hochwertige Mahlzeiten zu entwickeln, die zur pflanzlichen Ernährung passen, und diese können köstlich sein. Dieses Beispiel zeigt ein Beispiel, bei dem auch etwas Geflügel hinzugefügt wurde. Sie können wählen, ob Sie das Geflügel hinzufügen oder weglassen möchten, je nachdem, wie Sie die pflanzliche Ernährung durchführen möchten.

Sie können nicht nur dafür sorgen, dass Ihre Mahlzeiten mit vielen Nährstoffen und vielen Sorten gefüllt sind, sondern auch ein paar andere Dinge tun, um sicherzustellen, dass Ihre Mahlzeiten von guter Qualität sind. Ziehen Sie zunächst in Betracht, mehr von den Mahlzeiten zu Hause zuzubereiten. Dies ist der beste Weg, um sicherzustellen, dass Ihre Lebensmittel von hoher Qualität sind und dass keine künstlichen Zutaten hinzugefügt wurden. Die Lebensmittel, die Sie zu Hause zubereiten, sind oft gesünder und schmackhafter, als Sie sie im Laden bekommen können, auch wenn sie etwas länger brauchen.

Wenn es Zeit zum Essen ist, sollten Sie sich mit Ihrer Familie zusammensetzen und das Essen genießen. Die Zeit mit der Familie ist sehr wichtig und kann eine großartige Ergänzung zu Ihrer pflanzlichen Ernährung sein. Verbringen Sie Zeit damit, miteinander zu reden, einander Fragen zu stellen, und genießen Sie all die Nährstoffe und Vorzüge, die die Lebensmittel, die Sie gemeinsam genießen, mit sich bringen.

Fasten (Essen-Stopp-Essen)

Fasten, insbesondere intermittierendes Fasten, ist zu einer sehr beliebten Methode geworden, um Menschen beim Abnehmen zu helfen. Es erlaubt Ihnen, während des größten Teils der Woche normal zu essen, aber zwischendurch fasten Sie kurz. Die meisten dieser Fastenzeiten dauern insgesamt weniger als 24 Stunden.

Bei der Eat-Stop-Eat-Methode wählen Sie aus der Woche, an der Sie fasten, zwei nicht aufeinander folgende Tage aus. Sie werden 24 Stunden lang nicht essen, sondern sich während dieser Zeit auf andere Dinge konzentrieren. Eine übliche Methode dafür ist, dass Sie nach dem Abendessen am Abend bis zum Abendessen am nächsten Tag nichts anderes mehr essen. Das hilft Ihnen, die vollen

24 Stunden durchzuhalten, ohne dass Sie nachts hungrig zu Bett gehen müssen, was manche Menschen wach halten kann.

Wenn Sie nach der Fastenzeit essen, konzentrieren Sie sich darauf, gesunde und gesunde pflanzliche Lebensmittel zu sich zu nehmen. Das hilft Ihnen, Ihre Energie für das Fasten aufrechtzuerhalten, und kann Ihrem Körper die richtigen Nährstoffe zuführen, auch wenn Sie nicht die ganze Zeit essen.

Wenn Sie richtig fasten, nehmen Sie während der Woche weniger Kalorien zu sich, weil Sie einige Tage ohne Nahrung auskommen müssen. Das heißt, es sei denn, Sie haben während der Essenszeiten wirklich Fressanfälle. Essen Sie bei Bedarf eine normale Diät, und das kann die pflanzliche Ernährung zu einer guten Möglichkeit der Gewichtsabnahme machen.

Wenn Sie mit der Eat-Stop-Eat-Fastenmethode arbeiten, achten Sie darauf, dass Sie nicht an zwei aufeinander folgenden Tagen zu fasten beginnen. Fasten Sie also nicht am Montag und Dienstag. Stattdessen können Sie am Montag und Mittwoch oder am Montag und Donnerstag fasten. Sie sollten sich auch einen Tag aussuchen, an dem Sie sowieso ziemlich beschäftigt sein werden. Das hilft Ihnen, weil Sie so mit Arbeit und anderen Verpflichtungen beschäftigt sein werden, dass Sie die verpassten Mahlzeiten nicht so sehr bemerken werden.

Es gibt noch andere Arten des Fastens, die Sie ebenfalls in Betracht ziehen können. Manche Menschen halten sich gerne an die 16:8-Diät, bei der sie 16 Stunden am Tag fasten und dann für die anderen 8 Stunden essen. Es gibt Variationen, die Sie an Ihre Bedürfnisse anpassen können. Sie können länger oder kürzer fasten. Hier geht es darum, Ihrem Körper zu helfen, sich wieder auf seinen natürlichen Rhythmus einzustellen und ohne viele Eingriffe wieder in seinen natürlichen Rhythmus zurückzukehren.

Ausruhen (Flexible Spaßübung und Schlaf)

Für manche Menschen kann es schwierig sein, einen strengen Ernährungsplan einzuhalten. Sie sind gestresst. Sie machen sich Sorgen. Schließlich geben sie auf, bevor sie überhaupt angefangen haben. Für diese Menschen ist es am besten, wenn sie die pflanzliche Ernährung ruhiger angehen.

Unsere moderne Welt ist stressig genug. Der Versuch, mit der Arbeit, der Schule, den Kindern und all unseren anderen Verpflichtungen Schritt zu halten, kann hart sein. Manchmal müssen wir unseren Speiseplan einfach gestalten, etwas, das für uns leichter zu befolgen ist. Mit diesem Ansatz essen wir nicht einfach, was wir wollen und hoffen, dass es funktioniert. Wir müssen lernen, uns zu entspannen und nicht so gestresst zu sein bei den alltäglichen Dingen, die man zu tun versucht.

Zunächst wird dieser Ansatz einige flexible Übungen beinhalten. Es ist eine gute Idee, aufzustehen, ein paar Übungen zu machen und den Körper in Bewegung zu bringen. Das ständige Herumsitzen kann schlecht für Ihre Gesundheit sein, und Ihr Körper will sich bewegen. Aber wir werden uns nicht auf 2-Stunden-Trainings pro Tag oder intensive Trainings konzentrieren, die uns dazu bringen, aufgeben zu wollen. Sie wählen die Art des Trainings und die Intensität, die Ihnen gefällt, und machen von da an weiter. Wenn Sie einen Trainingstag versäumen, gehen Sie nach draußen und gehen Sie mit Ihrer Familie spazieren. Machen Sie die Fitness, die sich für Sie richtig anfühlt.

Der nächste Aspekt ist, genügend Schlaf zu bekommen. Wie oft wachen Sie morgens völlig erschöpft auf? Vielleicht brauchen Sie noch etwas mehr Schlaf. Schlafmangel kann unseren Körper ganz schön durcheinander bringen und dazu führen, dass wir uns nach vielen bequemen Nahrungsmitteln sehnen, damit wir uns besser fühlen. Und der Verzehr vieler dieser Komfortnahrungsmittel - von denen viele nicht für die pflanzliche Ernährung empfohlen werden - kann die Kalorien und das Gewicht erhöhen und viele Gesundheitsprobleme verursachen.

Es ist wichtig, dass Sie bei diesem Ansatz dafür sorgen, dass Sie viel Ruhe und Schlaf bekommen. Stellen Sie nachts einen Wecker, und wenn er losgeht, schalten Sie alles andere aus, beginnen Sie mit Ihrer Schlafenszeitroutine und gehen Sie dann zu Bett. Kämpfen Sie nicht dagegen an, geben Sie keine Ausreden und versuchen Sie nicht, sich davon zu befreien. Es wird die beste Erfahrung sein, die Sie sich vorstellen können. Sorgen Sie dafür, dass Ihre neue Schlafenszeit funktioniert, damit Sie jeden Tag mindestens acht Stunden ununterbrochen schlafen können.

Im Leben geht es nicht darum, herumzulaufen, zu versuchen, andere zu beeindrucken, und immer das Gefühl zu haben, leer zu sein. Wenn Sie eine frühe Schlafenszeit festlegen müssen, um mehr Schlaf zu bekommen, dann tun Sie es. Wenn Sie mit einem kleinen Nickerchen besser funktionieren, dann machen Sie das Licht aus und schlafen Sie ein paar Minuten lang ein. Ihre Gesundheit ist viel wichtiger, und genügend Schlaf zu bekommen, kann wirklich helfen.

Und schließlich sollten Sie etwas Flexibilität haben, um Spaß zu haben. Es ist zu leicht, sich in unserer Arbeit und unseren Verantwortlichkeiten zu verfangen, aber diese bringen eine Menge Stress in unser Leben. Und wer will schon sein Leben damit verbringen, sich gestresst zu fühlen und keinen Spaß zu haben? Sie sollten versuchen, jeden Tag ein bisschen Spaß zu haben. Schauen Sie eine lustige Sendung, gehen Sie mit Freunden aus, erkunden Sie etwas Neues, oder singen Sie am Ende des Tages sogar richtig laut im Auto.

All diese Ansätze können großartige Möglichkeiten sein, Ihnen bei der pflanzlichen Ernährung zu helfen. Sie werden Ihnen helfen, sich wirklich auf Ihre Gesundheit zu konzentrieren und die richtigen Nährstoffe in den Körper zu bringen, ohne dass Sie sich über einen wirklich rigorosen Ernährungsplan stressen müssen. Wählen Sie denjenigen aus, der am besten zu Ihren Bedürfnissen passt, zu Ihrem Lebensstil passt oder einfach am besten für Sie geeignet erscheint.

Kapitel 7: Einkaufsführer

Die Befolgung einer pflanzlichen Ernährung muss nicht schwierig sein. Sie können sogar mehrere Lebensmittelgruppen von Ihrer Einkaufsliste streichen, was bedeutet, dass es möglich ist, einen Teil Ihrer Zeit im Lebensmittelgeschäft zu verkürzen. Denken Sie einfach daran, dass es am besten ist, wenn Sie Ihre Lebensmittel möglichst frisch und biologisch halten können und so viel Abwechslung wie möglich hinzufügen, um mehr Nährstoffe zu erhalten.

Warum Bio und GVO-frei am besten sind

Wenn Sie sich für den Verzehr von Bio-Lebensmitteln entscheiden, treffen Sie die Wahl, Lebensmittel zu essen, die nicht mit Fungiziden, Herbiziden und Pestiziden und dergleichen behandelt wurden. Es wird auch landwirtschaftliche Praktiken unterstützen, die den Zustand des Bodens, auf dem die Lebensmittel angebaut werden, erhalten und verbessern. Boden, der als organisch gilt, wird mehr Nährstoffe, insbesondere Mineralien, enthalten. Dies kann dazu beitragen, dass die Lebensmittel besser schmecken, aber auch besser für Sie sind. Es gibt verschiedene Standards für Bio-Lebensmittel, die Sie wählen können:

100% biologisch: Dies bedeutet, dass Lebensmittel Zutaten enthalten, die biologisch sind. Diese Lebensmittel müssen ohne Wachstumshormone, Gentechnik, Antibiotika, Pestizide oder synthetische Düngemittel hergestellt werden. Diese Produkte enthalten ein USDA-Siegel.

Organisch: Dies sind Produkte, die zu mindestens 95% aus organischen Zutaten hergestellt werden, aber die restlichen 5%

müssen durch das USDA genehmigt werden. Ionisierende Strahlung ist nicht erlaubt.

Hergestellt mit organischen Inhaltsstoffen: Für dieses Produkt ist ein Mindestanteil von 70% organischen Inhaltsstoffen erforderlich. Die richtigen Inhaltsstoffe müssen landwirtschaftliche Produkte sein, die nach den Bio-Standards hergestellt werden. Diese Produkte dürfen nicht das USDA-Bio-Siegel tragen.

In einigen Fällen können lokale Bauernhöfe in Ihrer Gegend alle Vorschriften für Bioprodukte einhalten, aber sie können sich die offizielle Zertifizierung nicht leisten. Sie können direkt mit den Bauern sprechen, um herauszufinden, ob sie die nachhaltigen Anbaumethoden befolgen. Nur weil sie das Siegel nicht haben, bedeutet das nicht, dass sie nicht biologisch sind, also fragen Sie einfach nach.

Im gleichen Sinne ist ein GVO ein genetisch veränderter Organismus. Die meisten Lebensmittel, die nicht biologisch sind, tragen diese GVOs. Sie kommen in Raps, Mais, Soja und Ölprodukten vor, die man erhitzt. Als jemand, der eine pflanzliche Ernährung verfolgt, müssen Sie auf diese achten.
Eine der besten Möglichkeiten, diese GVO zu vermeiden, ist, sich an die oben genannten Bio-Lebensmittel zu halten. Das funktioniert vielleicht nicht immer, je nachdem, wo Sie wohnen, zu welcher Jahreszeit und so weiter, aber oft finden Sie biologische und nachhaltige Produkte, die Sie tagsüber essen können.

Es gibt viele wissenschaftliche Behauptungen, die über GVO sprechen und darüber, ob sie für uns von Nutzen sind oder nicht. Die ursprüngliche Theorie mit diesen GVO war, dass sie dazu beitragen würden, der Welt neue Arten von Lebensmitteln zu geben, der Umwelt zu helfen, die Lebensgrundlagen derer zu verbessern, die in ländlichen Gebieten leben, und vieles mehr. Aber stattdessen haben diese GVO mehr Schaden als Nutzen angerichtet, weshalb sich viele Menschen entschieden haben, Lebensmittel zu konsumieren, die diese nicht enthalten.

Sie haben die Wahl, wenn Sie in den Laden gehen und Lebensmittel kaufen. Am besten ist es, Lebensmittel zu kaufen, die keine GVO enthalten. Dies trägt dazu bei, die Umwelt und das Land sicher zu halten, und es stellt sicher, dass Sie die besten Lebensmittel für Ihre allgemeine Gesundheit essen.

Wo Sie im Geschäft einkaufen können

Wenn Sie den Laden zum ersten Mal während einer pflanzlichen Diät betreten, sind Sie vielleicht neugierig, wohin Sie zuerst gehen sollten. Wenn Sie früher wirklich gerne tierische Produkte in Ihre Ernährung aufgenommen haben, werden Sie vielleicht feststellen, dass einige Ihrer alten Lieblingsplätze nicht mehr erlaubt sind. Aber es gibt immer noch viele Möglichkeiten, die Ihnen helfen, gesund zu bleiben und sich pflanzlich zu ernähren.

Konzentrieren Sie sich zunächst auf Obst und Gemüse. Sie möchten so viele davon in Ihren Ernährungsplan aufnehmen wie möglich, denn sie sind diejenigen, die eine ziemliche Menge an Nährstoffen enthalten. Suchen Sie in Ihrem Lebensmittelgeschäft die Abteilung für frische Produkte und füllen Sie Ihren Einkaufswagen auf! Wählen Sie viele Sorten. Sie möchten, dass jede Mahlzeit so viel wie möglich ein Regenbogen der Farben ist. Das stellt sicher, dass Sie viele Sorten bekommen, die Langeweile verhindern und Ihnen helfen, sich reichlich zu ernähren.

Als nächstes können Sie zu den Bohnen übergehen. Dieser Abschnitt wird sich je nach Ihrem Lebensmittelgeschäft an verschiedenen Orten befinden. Halten Sie sich von den Dosenbohnen fern, wenn Sie es vermeiden können. Diese fügen oft eine Menge Salz und andere schädliche Stoffe in die Ernährung ein, die Ihrer Gesundheit schaden können. Trockene Bohnen sind am besten und erfordern nur ein wenig mehr Arbeit.

Als nächstes brauchen Sie Vollkorngetreide. Jedes Getreideprodukt ist in Ordnung, solange es zur Familie der Vollkornprodukte gehört. Brot und Nudeln funktionieren hier gut und können wirklich helfen, Ihre Mahlzeit zu vervollständigen. Manchmal liegen sie dicht beieinander, manchmal weiter auseinander, so dass Sie vielleicht verschiedene Orte aufsuchen müssen, um sie zu finden. Wenn Sie können, sollten Sie sich Brot oder andere Vollkornprodukte direkt vom Bäcker holen. Diese schmecken so viel besser und können Ihren Mahlzeiten eine gute Abwechslung verleihen.

Welche anderen Teile des Geschäfts Sie besuchen, hängt davon ab, welche Version der Diät Sie gewählt haben. Wenn Sie sich zum Beispiel entscheiden, etwas Fisch hinzuzufügen, dann besuchen Sie diesen Teil des Geschäfts. Wenn Sie sich für Milchprodukte entscheiden, dann müssen Sie auch diesen Teil des Geschäfts besuchen. Dort finden Sie auch einige laktosefreie Optionen für Milch, überlegen Sie also, ob Sie diese ebenfalls benötigen.

Anstatt durch den Laden zu wandern und hin und her gehen zu müssen, während Sie sich an Dinge erinnern, gehen Sie mit einer Einkaufsliste bewaffnet in Ihr Lebensmittelgeschäft. Planen Sie Ihre Mahlzeiten im Voraus, so dass Sie die genauen Zutaten kennen, die Sie dort besorgen müssen. Das kann Ihnen helfen, fundierte Entscheidungen zu treffen und Sie auf dem Laufenden zu halten, wenn Sie in Versuchung geraten.

Achten Sie darauf, sich von den Mittelgängen des Geschäfts fernzuhalten. Hier befinden sich die Süßigkeiten und Snacks im Laden. Sie müssen die Menge der Süßigkeiten und Snacks, die Sie in diesem Diätplan haben, begrenzen. Halten Sie sich auch von der Molkereiabteilung fern, es sei denn, Sie haben sich dafür entschieden, dies hinzuzufügen, und von der Fleischabteilung, da Sie Ihr Eiweiß aus anderen Quellen beziehen werden.

Warum Sie die Tiefkühlabteilung meiden sollten

Selbst wenn ein Produkt angibt, vegetarier- oder veganer freundlich zu sein, sollten Sie sich, wenn es sich in der Tiefkühlabteilung befindet, wahrscheinlich von ihm fern halten. Wenn Sie gefrorenes Obst und Gemüse aus der Tiefkühlabteilung holen müssen, weil Ihre Möglichkeiten für frische Produkte zu dieser Jahreszeit minimal sind, ist das in Ordnung. Überprüfen Sie einfach das Etikett, um zu sehen, ob irgendwelche schlechten Sachen hinzugefügt wurden. Wenn es jedoch um andere Lebensmittel in der Tiefkühlabteilung geht, wie Fertiggerichte, Tiefkühlgerichte und Mikrowellengerichte, überspringen Sie diesen Abschnitt einfach ganz.

Viele amerikanische Familien lieben die Tiefkühlabteilung. Dies ist der erste Bereich, den sie aufsuchen, wenn sie in den Lebensmittelladen kommen. Er ist voller Mahlzeiten, die schnell und einfach zubereitet werden können, was dazu beitragen kann, den Stress während der Woche abzubauen, wenn Sie beschäftigt sind. Das Problem ist, dass keine dieser Mahlzeiten gesund für Sie ist.

Werfen Sie einen Blick auf die Zutaten auf der Packung einiger Ihrer Lieblings-Tiefkühlgerichte. Sind Sie in der Lage, die Hälfte davon auszusprechen? Wenn Sie wie die meisten Menschen sind, greifen Sie einfach die Schachtel und gehen. Aber wenn Sie sich das

Etikett anschauen würden, wären Sie überrascht, was in Ihrem Essen enthalten ist.

Selbst bei Optionen, die angeblich gesund für Sie sein sollen und die veganer- und vegetarier freundlich sein sollen, werden Sie vielleicht feststellen, dass die Etiketten eine andere Geschichte erzählen. Einige enthalten vielleicht sogar tierische Produkte, wie Eier und Milch. Fügen Sie alle Konservierungsstoffe, die künstlichen Zutaten, das Natrium und andere schädliche Zusätze hinzu; es ist eine schlechte Idee, eine dieser Optionen für Ihre Mahlzeiten zu wählen.

Wenn Sie einige geschäftige Nächte vor sich haben und ein paar schnelle Mahlzeiten brauchen, die Sie nicht die halbe Nacht in der Küche halten, gibt es viele Möglichkeiten, aus denen Sie wählen können. Viele Leute benutzen gerne einen Instant Pot, um Dinge zu erledigen. Andere entscheiden sich für eine Mahlzeit auf dem Herd, die langsam zubereitet wird, so dass sie das Essen hineinwerfen können und es fertig ist, wenn sie nach Hause kommen. Tiefkühlgerichte eignen sich hervorragend für eine pflanzliche Ernährung. Sie können jede Mahlzeit zubereiten, die Sie möchten, und sie fertig in den Ofen schieben, wenn Sie nach Hause kommen. Sie müssen nur die Methode wählen, die für Sie am besten geeignet ist.

Das Einkaufen mit pflanzlicher Ernährung wird sich ein wenig ändern. Einige Bereiche, die Sie in der Vergangenheit häufig besucht haben, werden Sie meiden müssen. Aber wenn Sie im Voraus planen und verstehen, wie eine pflanzliche Ernährung funktioniert, werden Sie sich daran gewöhnen und feststellen, dass sie Ihnen den Einkaufsbummel im Lebensmittelgeschäft erleichtern kann.

Kapitel 8: Gesundheitszustände, die eine pflanzliche Ernährung verändern kann

Eine Ernährung auf pflanzlicher Basis hat einen schlechten Ruf bekommen. Viele Menschen haben sich für eine ursprünglichere Diät entschieden - die wirklich dafür plädieren, viel Fleisch zu essen und sich auf tierische Produkte zu konzentrieren - und gleichzeitig weniger Kohlenhydrate zu sich zu nehmen. Diese sagen vielleicht nicht ausdrücklich, dass man Obst und Gemüse wegwerfen muss, aber sie reduzieren die Aufnahme von Kohlenhydraten so sehr, dass man am Ende kaum noch welche in seiner Ernährung bekommt.

Mit der Zeit wird die Gesundheit dieser Personen nachlassen. Sie werden die ganze Zeit hungrig sein. Sie nehmen eine Menge schlechter Nährstoffe in den Körper auf, und es fehlen ihnen die Nährstoffe, die sie brauchen. Deshalb ist eine Ernährung auf pflanzlicher Basis so wichtig. Sie stellt sicher, dass Sie tatsächlich in der Lage sind, alle Nährstoffe zu bekommen, die der Körper braucht, auch wenn Sie einige Nahrungsgruppen, die nicht die besten sind, reduzieren, ohne dass Sie sich benachteiligt fühlen.

Es gibt viele verschiedene Gesundheitszustände, bei denen eine pflanzliche Ernährung helfen kann. Verbringen Sie nur ein paar Wochen damit und Sie werden sehen, wie erstaunlich sie ist. Lassen Sie uns sehen, wie sich einige der Gesundheitszustände verbessern, wenn Sie sich für eine pflanzliche Ernährung entscheiden.

Hilft bei der Gewichtsabnahme

Viele Menschen nehmen eine pflanzliche Diät ein, weil sie abnehmen wollen. Möglicherweise haben sie in der Vergangenheit verschiedene Möglichkeiten der Gewichtsabnahme ausprobiert, oder sie fangen gerade erst an und denken, dass dies eine großartige Möglichkeit ist, ihnen dabei zu helfen. Ganz gleich, was der Grund dafür ist, eine pflanzliche Ernährung kann Ihnen helfen, Gewicht zu verlieren, und hilft Ihnen dabei, viele andere Gesundheitszustände zu verbessern.

Bei der Gewichtsabnahme geht es einfach darum, weniger Kalorien zu sich zu nehmen, als man braucht, um den täglichen Energiebedarf zu decken. Es kann jedoch schwierig sein, eine Diät einzuhalten, die Ihre Kalorienzufuhr einschränkt. Sie müssen Ihre Kalorien zusammenzählen, kalorienärmere, aber nicht gut schmeckende Produkte verwenden, Portionen dosieren und sich die ganze Zeit hungrig fühlen. Mit einer Diät auf pflanzlicher Basis können Sie wirklich Gewicht verlieren, ohne den ganzen Ärger einer traditionellen Diät.

Einer der großen Vorteile einer pflanzlichen Diät zur Gewichtsabnahme ist die Sättigung. Pflanzliche Nahrungsmittel enthalten viel mehr Wasser als Ihre traditionellen Nahrungsmittel. Hier einige Beispiele:

Gekochte Körner enthalten etwa 70% oder mehr Wasser.
Frische Früchte haben etwa 80% Wasser.

Wurzelgemüse und Kartoffeln haben einen Wassergehalt von etwa 70%.
Grünes Gemüse enthält mehr als 90% Wasser.

Vergleichen wir nun diese Zahlen mit einigen der Lebensmittel, die Sie im Rahmen einer traditionellen Ernährung essen können:

Speisefette und pflanzliche Öle enthalten 0% Wasser.

Cornflakes haben etwa 3% Wasser.
Salzcracker haben 2% Wasser.
Bagels haben 37% Wasser.
Kartoffelchips haben 2% Wasser.

Wie Sie sehen können, haben die Lebensmittel, die Sie mit einer pflanzlichen Ernährung essen, viel mehr Wasser in sich; und das macht sie sättigender. Mahlzeiten, die auf dieser Art von pflanzlichen Lebensmitteln basieren, sind sättigender, so dass Sie weniger essen und weniger Kalorien aufnehmen können, ohne sich ständig beraubt zu fühlen. Und Sie nehmen nicht nur weniger Kalorien zu sich, um abzunehmen, sondern Sie nehmen auch eine Tonne Nährstoffe zu sich, die bei der Gewichtsabnahme helfen können, wie Kalium, Antioxidantien, Vitamin C, Vitamin A und vieles mehr.

Wie gut wirken die einzelnen Nährstoffe? Eine kürzlich durchgeführte Studie untersuchte die Idee, eine pflanzliche Ernährung einzuhalten. Die Probanden wurden einer von fünf Diäten zugeordnet. Dazu gehören Fleischesser, Halb-Vegetarier, Vegetarier, die aber auch Fisch essen könnten, Vegetarier und Veganer. Keinem der Teilnehmer an dieser Studie wurde gesagt, er solle absichtlich Kalorien einschränken, weil die Forscher sehen wollten, was auf natürliche Weise passieren würde.

Nach zwei Monaten verloren die Vegetarier und Veganer am meisten Gewicht. Nach zwei Monaten konnten alle Teilnehmerinnen und Teilnehmer einige der Nahrungsmittel nach Belieben wieder hinzufügen. Selbst danach, nach weiteren vier Monaten, verloren die Vegetarier und Veganer doppelt so viel Gewicht wie diejenigen, die in den anderen drei Gruppen waren. Von allen nahm die Gruppe, die Fleisch aß, am wenigsten an Gewicht ab.

Dies hilft zu zeigen, dass eine pflanzliche Ernährung am besten geeignet ist, um Gewicht zu verlieren. Ganz gleich, ob Sie sich dafür entscheiden, ganz auf tierische Produkte zu verzichten und vegan zu leben, oder ob Sie ein paar davon zu sich nehmen und Milchprodukte und Eier genießen, mit diesen Ernährungsoptionen können Sie viel Gewicht verlieren.

Hilft beim Aufbau des Immunsystems

Eine pflanzliche Ernährung kann Ihnen auch helfen, Ihr Immunsystem aufzubauen. Viele Menschen haben ein träges Immunsystem. Sie scheinen sich unter der Sonne alle Krankheiten einzufangen und sich nie gut zu fühlen, besonders in der Erkältungs- und Grippezeit. Sie können versuchen, einige Nahrungsergänzungsmittel einzunehmen, um ihnen zu helfen, aber diese helfen in der Regel nichts, und sie verbringen den größten Teil des Winters mit Medikamenten, nur um den Tag zu überstehen.

Mit einer Ernährung auf pflanzlicher Basis geben Sie dem Körper das, was er braucht, um gesund und glücklich zu bleiben. Denken Sie über Ihre derzeitige Ernährung auf Tierbasis nach. Wie viel Obst und Gemüse bekommen Sie da hinein? Das frische Obst und Gemüse, das Sie mit einer pflanzlichen Ernährung genießen werden, enthält eine Menge großartiger Nährstoffe, darunter Vitamin C, das Ihr Immunsystem stärken kann und dazu beiträgt, dass Sie sich besser fühlen und weniger oft krank werden als früher.

Bekämpft Diabetes und macht ihn rückgängig

Eine Änderung des Lebensstils und der Ernährung kann wirklich einen Einfluss auf Typ-2-Diabetes haben. Wenn beide arm sind, ist dies die Hauptursache für diese Krankheit. Es gibt jedoch eine neue Forschung, die darauf hinweist, dass Veganer ihr Risiko, an

Diabetes zu erkranken, um 79% senken können, verglichen mit denjenigen, die täglich tierische Produkte und Fleisch essen. Solange der Einzelne eine vegane Ernährung mit einem hohen Anteil an Frischprodukten und einem geringen Anteil an verarbeiteten Lebensmitteln und Zucker einhält, ist es möglich, Diabetes vorzubeugen und manchmal sogar zu bekämpfen.

Diejenigen, die sich pflanzlich ernähren, sehen einen kleinen Bruchteil der Diabetesraten im Vergleich zu denjenigen, die regelmässig Fleisch zu ihren Mahlzeiten essen. Wenn Sie auf eine gesunde Ernährung umstellen, können Sie eine Verbesserung Ihrer Gesundheit feststellen, oft innerhalb weniger Stunden. Dies ist zum Teil darauf zurückzuführen, dass Veganer in der Lage sind, ihr Gewicht zu kontrollieren. Das Mitführen von zusätzlichem Körperfett ist der Risikofaktor Nr. 1 für Typ-2-Diabetes - mindestens 90% der Diabetiker sind übergewichtig. Veganer hingegen weisen im Vergleich zu jeder anderen Gruppe ein geringeres Maß an Fettleibigkeit auf.

Ein weiteres Problem bei der traditionellen Tierprodukternährung sind die gesättigten Fette. Diese Fette tragen zur Insulinresistenz bei, die eine wichtige Ursache für Typ-2-Diabetes ist. Wenn Sie sich jedoch pflanzlich ernähren, können Sie Nahrungsmittel vermeiden, die Diabetes verursachen können, und gleichzeitig einen Teil des Gewichts, das ebenfalls ein Problem darstellen kann, eliminieren.

Kann Ihre Darmgesundheit verbessern

Wenn Sie unter Magen-Darm-Problemen leiden, dann kann eine pflanzliche Ernährung die Lösung sein, die Sie brauchen. In den letzten Jahren haben Forscher herausgefunden, dass es einen großen Zusammenhang zwischen der Darmgesundheit und der Gesundheit des Gehirns und dem Rest des Körpers gibt. Manchmal auch als zweites Gehirn bezeichnet, ist Ihr Magen in der Lage, Ihr Immunsystem, Ihre Stimmung, Ihr Gedächtnis, die Aufnahme von Mineralien und Vitaminen durch den Körper und im Grunde Ihre gesamte geistige und körperliche Gesundheit zu beeinflussen. Aber bei Umwelt- und Ernährungsbelastungen, denen der Körper ausgesetzt ist, wird es zu einem Kampf für den Darm, richtig zu arbeiten.

Eine pflanzliche Ernährung, insbesondere eine vegane, kann sich jedoch sehr positiv auf die Darmgesundheit auswirken. Eine Studie aus dem Jahr 2015 ergab, dass diejenigen, die sich mediterran ernährten, einen gesünderen Darm hatten als diejenigen, die sich traditionell amerikanisch ernährten. Tatsächlich waren von den Teilnehmern an dieser Studie fast 90% Veganer, die sich ebenfalls mediterran ernährten.

Veganer zu sein wird den Darm zwar nicht von allein heilen - man kann sich vegan ernähren und trotzdem einen Haufen Müll essen -, aber wenn man dies mit einer Ernährung kombiniert, die reich an Pflanzen und Vollkorn ist, kann es bei der Verbesserung des Darms wahre Wunder bewirken. Und wenn der Magen erst einmal richtig funktionieren kann, wird auch der Rest des Körpers gut funktionieren.

Kann das Herz schützen

Wenn Sie eine pflanzliche Diät einhalten, können Sie dazu beitragen, Ihr Herz zu schützen. Eine Ernährung, die voller tierischer Produkte ist, enthält oft mehr gesättigte Fette und Natrium, als der Körper benötigt. Beides kann dazu führen, dass das Herz schwerer arbeitet, was Sie erschöpfen kann. Der hohe Natriumgehalt kann Ihrem Herz wirklich schaden, denn er kann Ihre Blutgefäße verengen, wodurch das Herz schwerer arbeiten muss, um Nährstoffe und Sauerstoff zu den wichtigsten Organen zu pumpen, und wodurch Ihr Blutdruck steigt.

Diese Diäten enthalten auch einen hohen Cholesteringehalt, sowohl in den tierischen Produkten als auch in den verarbeiteten Lebensmitteln, die Sie wahrscheinlich zu sich nehmen. Der Körper muss ein wenig Cholesterin im Körper haben, um gesund zu sein. Aber Sie werden sehen, wie sich Cholesterin in den Arterien Ihres Körpers ansammelt, wenn Sie zu viel davon zu sich nehmen. Wenn sich zu viel davon ansammelt, kann es die Arterien verstopfen, verhindern, dass Blut zum Herzen gelangt, und einen Herzinfarkt verursachen.

Wenn Sie auf eine pflanzliche Ernährung umstellen, können Sie Nahrungsmittel ausschließen, die diese Probleme mit Ihrem Herzen verursachen können. Sie müssen den Natriumkonsum, die schlechten Fette und das Cholesterin reduzieren. Stattdessen füllen Sie den Körper mit viel frischem Obst und Gemüse, das die Nährstoffe enthält, die der Körper braucht, um richtig zu funktionieren. Mit genügend Zeit können Sie mit einer pflanzlichen Ernährung den Bluthochdruck senken, den Cholesterinspiegel senken und vieles mehr.

Kann das Gehirn fokussierter machen

Wenn Sie anfangen, all diese guten Nährstoffe aufzunehmen, kann dies dazu beitragen, den Geist besser zu fokussieren. Der Verstand wird all die Vitamine und Mineralien lieben, die er bekommt, wahrscheinlich viel mehr, als Sie in der Vergangenheit bekommen haben. Das Gehirn braucht diese Nährstoffe genau so sehr wie alle anderen Systeme im Körper. Schon nach einer Woche mit dieser pflanzlichen Ernährung werden Sie die Ergebnisse sehen können und eine Steigerung der Produktivität und der geistigen Konzentration feststellen.

Wenn Ihr Geist konzentrierter ist und nicht von all dem Hirnnebel niedergeschlagen wird, werden Sie zudem einen Anstieg Ihres Energieniveaus feststellen. Diejenigen, die eine dieser pflanzlichen Diäten einhalten, sind in der Lage, ihr Energieniveau in kürzester Zeit zu steigern. Sie können den Tag besser bewältigen, mit den Kindern mithalten und mit mehr Dingen Schritt halten als je zuvor.

Es gibt auch einige primäre Forschungsergebnisse, die zeigen, wie eine pflanzliche Ernährung dazu beitragen kann, kognitive Störungen wie Alzheimer zu bekämpfen, und dass eine Ernährung, die reich an frischen Produkten ist, sogar dazu beitragen kann, Ihre Stimmung zu heben und bei Depressionen und Ängsten zu helfen.

Es gibt so viele große Vorteile, die eine pflanzliche Ernährung mit sich bringt. Sie kann fast jeden Aspekt Ihres Lebens in Bezug auf Gesundheit und Energie unterstützen. Sie müssen diese pflanzliche Diät nicht lange einhalten, bis Sie all die großen Vorteile bemerken, die sie mit sich bringt.

Kapitel 9: Bonuskapitel - Gesunde Rezeptideen

Erdnussbutter und Schokoladen-Smoothie

Zutaten:

- Wasser (1 Tasse)
- Nichtmilch-Milch nach Wahl (.5 Tasse)
- Spinat (1 Tasse)
- Ahornsirup (1 Esslöffel)
- Erdnussbutter (1 Eßlöffel)
- Ungesüßtes Kakaopulver (1 Esslöffel)
- Chiasamen (1 Esslöffel)
- Gerollter Hafer (.25 Tasse)
- Banane (1)

Zubereitung:

1. Holen Sie Ihren Mixer und pürieren Sie alles zusammen. Fügen Sie noch etwas Milch hinzu, wenn Sie eine geschmeidigere Konsistenz wünschen.
2. Wenn Sie fertig sind, in vier Tassen servieren.

Frühstücks-Plätzchen aus Haferflocken

Zutaten:

- ☒ Rosinen (.25 Tasse)
- ☒ Gerollter Hafer (.5 Tasse)
- ☒ Salz
- ☒ Muskatnuss (.25 Teelöffel)
- ☒ Zimt gemahlen (1 Teelöffel)
- ☒ Banane, püriert (1)
- ☒ Ahornsirup (2 Esslöffel)
- ☒ Mandelbutter (2 Esslöffel)
- ☒ Gemahlener Leinsamen (1 Esslöffel)

Zubereitung:

1. Schalten Sie den Ofen ein und lassen Sie ihn bis auf 350ºF erhitzen. Nehmen Sie ein Backblech und legen Sie es mit etwas Backpapier aus.
2. Die Leinsamen mit 3 Esslöffeln Wasser mischen. Lassen Sie sie ruhen.
3. In einer anderen Schüssel Ahornsirup und Mandelbutter zu einer cremigen Masse verrühren. Die Banane dazugeben. Geben Sie dann die Leinsamen-Wasser-Mischung hinzu.
4. Sieben Sie Salz, Muskatnuss und Zimt in eine Schüssel und rühren Sie sie dann mit der feuchten Mischung ein. Die Rosinen und den Hafer dazugeben und unterheben.
5. Diese zu kleinen Kugeln formen und dann auf ein Backblech drücken. Zum Backen in den Ofen schieben.
6. 12 Minuten backen, damit das Gebäck goldbraun wird. Richtig servieren oder aufbewahren.

Apfelmus-Muffins

Zutaten:

- Walnüsse, gehackt (.5 Tasse)
- Salz
- Zimt (1 Teelöffel)
- Backpulver (.5 Teelöffel)
- Backpulver (1 Teelöffel)
- Vollkornmehl (2 Tassen)
- Vanille (1 Teelöffel)
- Apfelessig (1 Teelöffel)
- Leinsamen (2 Esslöffel)
- Nicht-milchhaltige Milch (.5 Tasse)
- Kokosnusszucker (.33 Tasse)
- Ungesüßtes Apfelmus (1,5 Tassen)
- Nussbutter (2 Esslöffel)
- Kokosnussöl (1 Teelöffel)

Zubereitung:

1. Schalten Sie den Ofen ein und lassen Sie ihn auf 350ºF erhitzen. Machen Sie zwei Muffinförmchen fertig, indem Sie sie mit etwas Kokosnussöl einfetten.
2. Mischen Sie in einer Schüssel Vanille, Essig, Leinsamen, Milch, Kokosnusszucker, Apfelmus und Nussbutter.
3. In einer anderen Schüssel sieben Sie die gehackten Walnüsse, Salz, Zimt, Backpulver, Backpulver und Mehl zusammen.
4. Mischen Sie die nassen und trockenen Zutaten miteinander, bis sie sich vermischen.
5. Löffeln Sie etwas von diesem Teig in jede Muffinschale. Zum Backen in den Ofen schieben.

6. Nach 15 Minuten sollten die Apfelmus-Muffins fertig sein. Lassen Sie sie vor dem Servieren abkühlen.

Herzhaftes Chili

Zutaten:

- ☒ Koriander (.25 Tasse)
- ☒ Salz (.25 Teelöffel)
- ☒ Chilipulver (3 Teelöffel)
- ☒ Kidneybohnen (1 Dose)
- ☒ Tomatenmark (.25 Tasse)
- ☒ Tomaten (1 Dose)
- ☒ Olivenöl (1 Teelöffel)
- ☒ Knoblauchzehen, gehackt (2)
- ☒ Zwiebel, gewürfelt (1)

Zubereitung:

1. In einem großen Topf Knoblauch und Zwiebel in Öl 5 Minuten anbraten. Sobald diese weich sind, das Chilipulver, die Bohnen, das Tomatenmark und die Tomaten dazugeben. Mit etwas Salz abschmecken.
2. Lassen Sie diese Zutaten 10 Minuten köcheln, oder so lange, wie Sie sie brauchen.
3. Mit etwas Koriander garnieren, dann servieren.

Cremige Kürbiscremesuppe

Zutaten:

- ☒ Pfeffer
- ☒ Walnüsse, geröstet (.25 Tasse)
- ☒ Nichtmilch-Milch (1 Tasse)
- ☒ Nährhefe (3 Eßlöffel)
- ☒ Gemahlener Salbei (3 Esslöffel)
- ☒ Wasser (4 Tassen)
- ☒ Zwiebel, gewürfelt (1)
- ☒ Salz (.25 Teelöffel)
- ☒ Olivenöl (1 Teelöffel)
- ☒ Kürbis (1 Teelöffel)

Zubereitung:

1. Holen Sie einen Topf und erhitzen Sie ihn, bevor Sie den Kürbis im Öl kochen. Mit etwas Salz würzen und nach 10 Minuten kochen lassen, bis der Kürbis weich wird.
2. Die Zwiebel dazugeben und weitere fünf Minuten kochen lassen.
3. In das Wasser geben. Zum Kochen bringen und zum Kochen bringen, dann zum Kochen bringen.
4. Den Deckel aufsetzen und alles weitere 20 Minuten kochen lassen, oder bis der Kürbis weich ist.
5. Die Milch, die Nährhefe und den Salbei unterrühren. Pürieren Sie die Suppe mit einem Stabmixer, bis sie glatt ist.
6. Garnieren Sie die Suppe vor dem Servieren mit etwas Pfeffer und den gerösteten Walnüssen.

Marokkanischer Salat

Zutaten:

- ☒ Spinat, gehackt (2 Tassen)
- ☒ Minze, gehackt
- ☒ Knoblauchzehe, gepresst (1)
- ☒ Grüne Oliven, gehackt (1 Esslöffel)
- ☒ Kapern (2 Esslöffel)
- ☒ Zitrone, halb entsaftet und halb geschält
- ☒ Salz
- ☒ Muskatnuss (.25 Teelöffel)
- ☒ Kurkuma (.25 Teelöffel)
- ☒ Gemahlener Ingwer (.5 Teelöffel)
- ☒ Kreuzkümmel (.5 Teelöffel)
- ☒ Aubergine, gewürfelt (1)
- ☒ Olivenöl (1 Teelöffel)

Zubereitung:

1. Etwas Öl in einer Pfanne erhitzen, dann die Auberginen hineingeben. Sobald die Aubergine etwas weich geworden ist, Kurkuma, Ingwer, Kreuzkümmel, Salz und Muskatnuss unterrühren.
2. Weitere 10 Minuten kochen lassen, damit die Aubergine schön weich wird.
3. Nach dieser Zeit Minze, Knoblauch, Oliven, Kapern, Zitronensaft und -schale hinzugeben. Noch ein paar Minuten kochen lassen.
4. Geben Sie einige Handvoll Spinat auf den Teller und löffeln Sie dann die Aubergine darauf. Sofort servieren.

Dill-Kartoffelsalat

Zutaten:

- ☒ Schnittlauch, gehackt (1 Esslöffel)
- ☒ Rote Paprika (1)
- ☒ Stangensellerie, gehackt (3)
- ☒ Nichtmilch-Milch
- ☒ Nährhefe (1 Esslöffel)
- ☒ Pfeffer
- ☒ Salz
- ☒ Dijon-Senf (2 Teelöffel)
- ☒ Dill, gehackt (.25 Tasse)
- ☒ Zucchini, gehackt (1)
- ☒ Kartoffeln, gehackt (6)

Zubereitung:

1. Holen Sie einen Topf und füllen Sie ihn etwa ein Viertel mit Wasser auf. Lassen Sie das Wasser kochen, bevor Sie die Kartoffeln hineingeben.
2. Die Kartoffeln 10 Minuten kochen lassen.
3. Die Zucchini dazugeben und weitere 10 Minuten kochen lassen. Nach dieser Zeit aus dem Topf nehmen und abtropfen lassen, dabei etwa eine Tasse der Flüssigkeit sparen. Das Gemüse in einer Schüssel abkühlen lassen.
4. Nehmen Sie eine halbe Tasse Kartoffeln und geben Sie sie mit der zurückbehaltenen Flüssigkeit in einen Mixer. Geben Sie die Nährhefe, Pfeffer, Salz, Senf und Dill hinzu.
5. Pürieren Sie diese, bis sie glatt sind. Fügen Sie etwas laktosefreie Milch hinzu, wenn sie etwas glatter sein soll.
6. Nehmen Sie eine Schüssel heraus und werfen Sie die gekochten Kartoffeln, Schnittlauch, Paprika, Sellerie und

Zucchini hinein. Gießen Sie das Dressing darüber und werfen Sie es dann zum Bestreichen umher.

Curry-Linsen-Burger

Zutaten:

- ☒ Pfeffer
- ☒ Salz
- ☒ Currypulver (2 Teelöffel)
- ☒ Vollkornmehl (.75 Tasse)
- ☒ Zwiebel, gehackt (1)
- ☒ Möhren/Karotten, gerieben (3)
- ☒ Wasser (3 Tassen)
- ☒ Linsen (1 Tasse)

Zubereitung:

1. Die Linsen in einen Topf mit etwas Wasser geben. Lassen Sie das Wasser zum Kochen kommen und kochen Sie es dann die nächsten 30 Minuten weich.
2. Während die Linsen kochen, geben Sie die gehackte Zwiebel und die geriebenen Möhren in eine Schüssel. Mit Pfeffer, Salz, Currypulver und Mehl abschmecken.
3. Wenn die Linsen gar sind, lassen Sie das überschüssige Wasser ablaufen und geben Sie sie zusammen mit dem Gemüse in die Schüssel. Verwenden Sie einen Kartoffelstampfer, um das Ganze etwas zu zerdrücken, und fügen Sie noch mehr Mehl hinzu, damit die Mischung zusammenhält.

4. Machen Sie mit den Händen 12 Frikadellen aus dieser Mischung und fügen Sie so viel Mehl hinzu, wie Sie brauchen.

5. Erhitzen Sie eine große Pfanne mit etwas Öl und legen Sie die Frikadellen hinein. Lassen Sie sie 10 Minuten auf einer Seite kochen. Drehen Sie sie um und lassen Sie sie vor dem Servieren weitere 5 Minuten kochen.

Beladene Pizza

Zutaten:

- ☒ Avocado, in Scheiben geschnitten (1)
- ☒ Rote Zwiebel, in Scheiben geschnitten (1)
- ☒ Salz
- ☒ Karotte, gerieben (1)
- ☒ Pfeffer
- ☒ Tomate, in Scheiben geschnitten (1)
- ☒ Würziger Dip aus schwarzen Bohnen (.5 Tasse)
- ☒ Pizzakruste, vorgebacken (2)

Zubereitung:

1. Schalten Sie den Ofen ein und heizen Sie ihn auf bis zu 400ºF auf. Die Krusten auf einem Backblech auslegen. Die Hälfte des Bohnendips auf jeder Kruste verteilen und dann die Tomaten- und Avocadoscheiben darauf legen.

2. Die geriebenen Möhren und etwas Salz über die vorbereiteten Krusten streuen.

3. Die Zwiebel darauf verteilen.

4. Die Zwiebel in den Ofen schieben und backen lassen. Nach 15 Minuten sollten die Pizzas fertig sein und Sie können servieren.

Pad Thai-Schale

Zutaten:

- ☒ Frische Limettenspalten
- ☒ Erdnüsse, geröstet (2 Esslöffel)
- ☒ Koriander, gehackt (.25 Tasse)
- ☒ Erdnusssauce (.25 Tasse)
- ☒ Bohnensprossen (1 Tasse)
- ☒ Minze, gehackt (3 Esslöffel)
- ☒ Frühlingszwiebeln, gehackt (2)
- ☒ Rote Paprika, in Scheiben geschnitten (1)
- ☒ Rotkohl, in Scheiben geschnitten (1 Tasse)
- ☒ Möhren/Karotten, gemahlen (2)
- ☒ Olivenöl (1 Teelöffel)
- ☒ Braune Reisnudeln (7 oz.)

Zubereitung:

1. Geben Sie die Reisnudeln in einen Topf mit kochendem Wasser und lassen Sie sie 10 Minuten aushärten, damit sie weich werden. Abspülen, abtropfen lassen und dann zum Abkühlen beiseite stellen.
2. Etwas Öl in einer Pfanne erhitzen. Kraut, Möhren und Paprika hinzufügen.
3. Nach 8 Minuten die Sojasprossen, die Minze und die Frühlingszwiebeln hinzugeben. Noch ein paar Minuten kochen lassen, bevor sie vom Herd genommen werden.

4. Die Nudeln mit dem Gemüse vermischen und mit der Erdnusssauce übergießen.
5. Geben Sie diese in Ihre Servierschüsseln und bestreuen Sie sie mit den Erdnüssen und Koriander. Mit einer Limettenspalte servieren und genießen.

Taco-Salatschüssel

Zutaten:

- Salat mit schwarzen Bohnen
- Frühlingszwiebeln, gehackt (2)
- Rote Paprika, gehackt (1)
- Kirschtomaten (1,5 Tassen)
- Salz
- Chilipulver (2 Teelöffel)
- Saft aus einer Limette
- Koriander, gehackt (.25 Tasse)
- Maiskörner (1 c.)
- Schwarze Bohnen (1 Dose)

1 Portion Tortilla-Chips
Pfeffer
- Salz
- Olivenöl (1 Teelöffel)
- Vollkornwickel oder Tortilla (1)
- Chili-Pulver
- Getrockneter Oregano

Für eine Schale
- Mangosalsa (.25 Tasse)

- ☒ Avocado, gehackt (.25 Tasse)
- ☒ Quinoa oder brauner Reis, gekocht (.75 Tasse)
- ☒ Frisches Grün (1 Tasse)

Zubereitung:

1. Beginnen Sie mit dem Salat aus schwarzen Bohnen. Werfen Sie dazu einfach alle Zutaten zusammen in eine Schüssel.
2. Nun können Sie die Tortilla-Chips zubereiten. Bestreichen Sie Ihre Tortilla mit etwas Olivenöl und bestreuen Sie sie mit Chilipulver, Oregano, Pfeffer und Salz.
3. Schneiden Sie diese wie eine Pizza in 8 Stücke und legen Sie sie auf ein Backblech. Stellen Sie den Ofen auf 400ºF und legen Sie die Tortilla-Chips hinein.
4. Nach 5 Minuten herausnehmen und etwas abkühlen lassen, bevor sie weitergehen.
5. Nun machen Sie die Schüssel. Legen Sie das Grünzeug in die Schüssel und belegen Sie es vor dem Servieren mit der gekochten Quinoa oder dem braunen Reis, den Tortilla-Chips, einem Drittel des Salats mit schwarzen Bohnen, der Salsa und der Avocado.

Mandel-Energiebisse

Zutaten:

- ☒ Kakaonibs (.25 Tasse)
- ☒ Mandeln, gemahlen (.75 Tasse)
- ☒ Chiasamen (.25 Tasse)
- ☒ Geschredderte Kokosnuss (1 Tasse)
- ☒ Daten, entkernt (1 Becher)

Zubereitung:

1. Nehmen Sie alle Zutaten und geben Sie sie in eine Küchenmaschine, pürieren Sie sie, bis sie zusammenkleben würden.
2. Formen Sie diese Mischung zu 24 Kugeln und legen Sie sie dann auf ein Backblech mit Backpapier.
3. Legen Sie diese in den Kühlschrank und lassen Sie sie vor dem Servieren 15 Minuten lang ruhen.

Kokosnuss- und Mango-Cremetorte

Zutaten:

Die Kruste
- Weichgepickelte Datteln (1 Becher)
- Cashewnüsse (1 Tasse)
- Gerollter Hafer (.5 Tasse)

Für die Füllung
- Geschredderte Kokosnuss (.5 Tasse)
- Mangos, gehackt und geschält (2)
- Wasser (.5 Tasse)
- Kokosnussmilch in Dosen (1 Tasse)

Zubereitung:

1. Alle Zutaten für die Kruste in die Küchenmaschine geben. Pulsieren, bis sie anfangen, zusammenzuhalten.
2. Nehmen Sie diese Mischung und drücken Sie sie fest in eine Kuchenform.
3. Geben Sie alle Zutaten für die Füllung in einen Mixer. Pürieren Sie diese, bis sie glatt sind. Wenn sie dickflüssig sein soll, müssen Sie eventuell aufhören und alles umrühren.
4. Gießen Sie diese Füllung in die Kruste, und verwenden Sie einen Gummispatel, um die Oberseite etwas zu glätten.
5. Legen Sie den Kuchen in den Gefrierschrank. Lassen Sie ihn etwa 30 Minuten lang ruhen. Servieren Sie ihn, wenn er fertig ist.

Avocado- und Blaubeerkäsekuchen

Zutaten:

Für die Kruste
- ☒ Limettenschale (1 Teelöffel)
- ☒ Weiche entsteinte Datteln (1 Tasse)
- ☒ Walnüsse (1 Tasse)
- ☒ Gerollter Hafer (1 Tasse)

Für die Füllung
- ☒ Basilikum, gehackt (2 Esslöffel)
- ☒ Limettensaft (4 Eßlöffel)
- ☒ Ahornsirup (2 Esslöffel)
- ☒ Heidelbeeren (1 Tasse)
- ☒ Avocados, entkernt (2)

Zubereitung:

1. Alle Zutaten der Kruste in die Küchenmaschine geben und pulsieren, bis sie gut vermischt sind.
2. Nehmen Sie diese Mischung und drücken Sie sie in eine Kuchenform, indem Sie sie in den Boden oder an den Seiten entlang drücken.
3. Nehmen Sie alle Zutaten für die Füllung und geben Sie sie in einen Mixer. Pürieren Sie sie oben, bis sie glatt sind.
4. Gießen Sie die Füllung in die Kruste. Verwenden Sie einen Spatel, um die Oberseite zu glätten und glatt zu machen.
5. Legen Sie den Käsekuchen in den Gefrierschrank. Lassen Sie ihn vor dem Servieren 2-3 Stunden fest werden.

Schoko-Bananen-Cupcakes

Zutaten:

- ☒ Dunkle Schokoladenstückchen (.25 Tasse)
- ☒ Salz
- ☒ Chiasamen (.25 Tasse)
- ☒ Ungesüßtes Kakaopulver (.5 Tasse)
- ☒ Backpulver (.5 Teelöffel)
- ☒ Backpulver (1 Teelöffel)
- ☒ Kokosnusszucker (.25 Tasse)
- ☒ Gerollter Hafer (.5 Tasse)
- ☒ Vollkornmehl (1,25 Tasse)
- ☒ Reine Vanille (1 Teelöffel)
- ☒ Apfelessig (1 Teelöffel)
- ☒ Mandelbutter (2 Esslöffel)
- ☒ Nichtmilchmilch (1 Tasse)
- ☒ Bananen (3)

Zubereitung:

1. Schalten Sie den Ofen ein und lassen Sie ihm Zeit, bis er auf 350ºF aufgeheizt ist. Zwei Muffinförmchen mit einigen Papierbechern darin vorbereiten.
2. Geben Sie Vanille, Essig, Mandelbutter, Milch und Bananen in einen Mixer und pürieren Sie sie glatt. Sie können diese auch zusammen in einer Schüssel verrühren, um sie cremig und glatt zu machen.
3. Gießen Sie alle trockenen Zutaten zusammen in eine separate Schüssel: Zucker, Backpulver, Hafer, Mehl, Schokoladenstückchen, Salz, Chiasamen, Kakaopulver und Backpulver. Rühren Sie um, um diese gut zu kombinieren.

4. Sobald alles vermischt ist, mischen Sie die trockenen und die nassen Zutaten zusammen. Rühren Sie um, um die Mischung zu verbinden. Löffeln Sie diese Mischung in die Muffinförmchen, schieben Sie diese dann in den Ofen und backen Sie sie etwa 20 Minuten.
5. Wenn sie fertig sind, nehmen Sie sie aus dem Ofen und lassen Sie sie vor dem Servieren etwas abkühlen.

Schlussfolgerung

Eine Ernährung auf pflanzlicher Basis kann ein großartiges Programm sein. Es hilft Ihnen, zu den Grundlagen zurückzukehren und Ihrem Körper wieder genau die Nährstoffe zuzuführen, die er braucht, ohne all die zusätzlichen Extras, die Sie krank machen oder Ihre Gesundheit ruinieren können. Es verstößt gegen die Regeln, die mit einer traditionellen amerikanischen Diät einhergehen, aber alle Vorteile machen es die Zeit und Mühe wert, sich daran zu halten.

Viele Menschen mögen das Gefühl haben, dass eine pflanzliche Ernährung nur eine vegetarische oder vegane Diät ist. Diese beiden Diätpläne fallen zwar unter die Idee der pflanzlichen Ernährung, aber die Ideen, warum die Menschen jeden dieser Pläne befolgen, können unterschiedlich sein. Viele derer, die sich an ein pflanzliches Ernährungsprogramm halten, sind nicht so besorgt um die Umwelt, obwohl einige es tun. Ihnen geht es darum, das zu tun, was für ihre Gesundheit am besten ist. Und durch die vielen Studien, die es gibt, haben sie herausgefunden, dass eine pflanzliche Ernährung der beste Weg ist, ihrem Körper viel Energie und Nährstoffe zuzuführen, die ihnen helfen, chronische Krankheiten und andere Leiden zu bekämpfen.

Dieser Leitfaden hat einige Zeit damit verbracht, die Vorteile einer pflanzlichen Ernährung zu untersuchen. Wir haben diskutiert, wie die typische Allesfresserkost Ihre Gesundheit wirklich durcheinander bringen kann und dass der Verzehr von pflanzlicher Nahrung wirklich einen Unterschied machen kann, wie Sie sich insgesamt fühlen. Dies ist ein so einfaches Programm, eines, das bereits viele Menschen auf der ganzen Welt entdeckt haben, und Sie können es auch zu Ihrem eigenen Nutzen einsetzen!

Wenn Sie bereit sind, Ihre Gesundheit zu verbessern, und wenn Sie Ihr Risiko verringern oder chronische Krankheiten in Ihrem Leben beseitigen wollen und einfach mehr Energie haben wollen, dann ist pflanzliche Ernährung die beste Lösung für Sie. Dieser Ratgeber gibt Ihnen die Informationen, die Sie brauchen, um anzufangen!

Hier haben wir besprochen, was pflanzliche Ernährung ist, welche gesundheitlichen Vorteile sie Ihnen bringen kann, welche Art von Lebensmitteln Sie konsumieren sollten und wie Sie am besten in den Supermarkt gehen, um bei dieser Ernährungsidee zu bleiben.

Lightning Source UK Ltd.
Milton Keynes UK
UKHW021120100720
366327UK00012B/1273